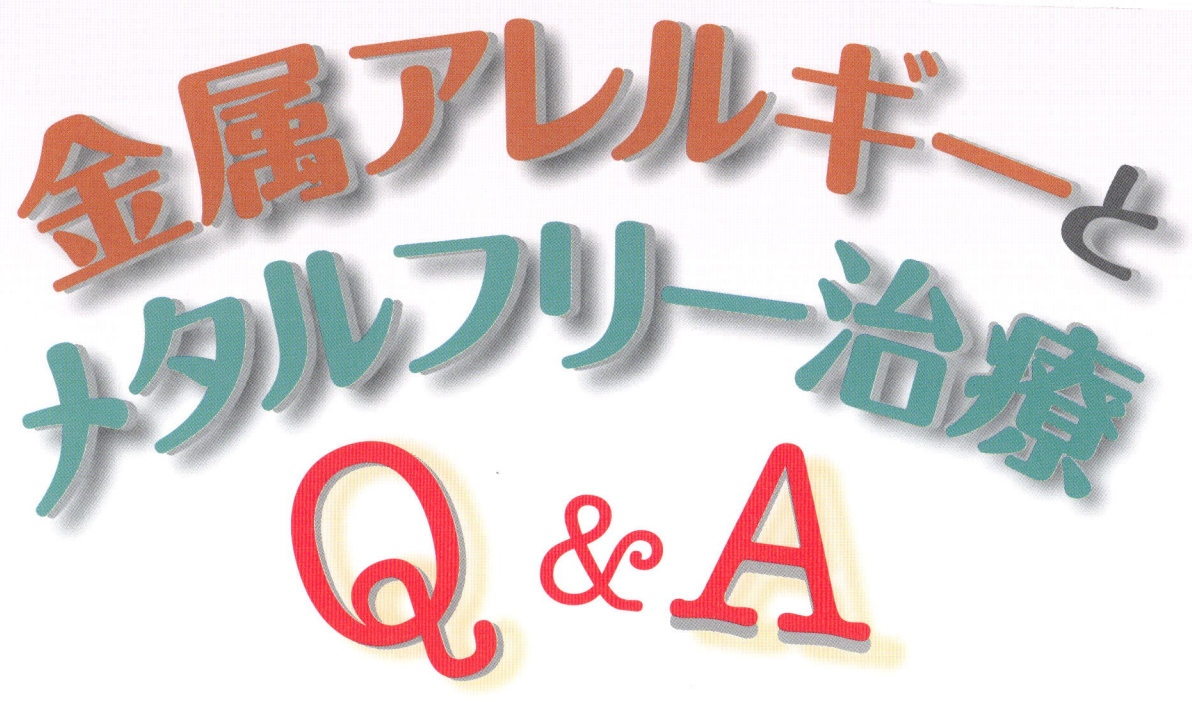

編集

白川 正順　石垣 佳希

日本歯科大学附属病院　口腔アレルギー外来

執筆

日本歯科大学附属病院　口腔アレルギー外来

白川 正順（前外来長）　　石垣 佳希（外来長）

秋山 仁志　　岩井 謙　　内田 和雅

川村 浩樹　　神山 通孝　　阪本 まり

曽布川裕介　　東郷 尚美　　内藤 明

中村 美保　　松村 和洋　　山口 全一

山瀬 勝　　吉田 和正

医学情報社

●資料協力●

松戸市／医療法人社団 本間歯科 新松戸総合歯科診療所
本間 憲章
（日本メタルフリー歯科学会 理事長）

横浜市緑区／医療法人社団 川原歯科医院
川原 英明　　川原 淳
（日本メタルフリー歯科学会 常任理事）

東京都中央区／医療法人社団 神州
東京駅前歯科口腔外科

◆ はじめに ◆

　以前からネックレスやイヤリングなど装飾品に用いられている金属によりアレルギー症状を引き起こすことはよく知られています．最近では，歯科治療に用いられている金属やレジンなどの詰め物やかぶせ物が原因で，口の中の粘膜ばかりでなく全身の皮膚のかぶれ，ただれなどの症状に悩む患者さんがテレビや雑記などで取り上げられるようになりました．

　この病気の成り立ちは，金属やレジンに含まれるイオンなどが遊離し，このイオンが長期にわたって体内に蓄積され，これが原因となって全身各所に種々の病態を引き起こしているとされています．現代人は，免疫機能が著しく低下していて，個体差はあるものの徐々に蓄積されたアレルギー誘発物質（アレルゲン）によって感作されやすい体質に弱体化しています．

　金属アレルギーはその原因を明らかにするため，口腔粘膜と皮膚の症状を対比させて，観察することから，歯科と皮膚科が連携して診療にあたる必要があります．日本歯科大学附属病院は歯科病院ですが，皮膚科も併設されており，2010年3月1日より歯科と皮膚科が一体となって口腔アレルギー外来を開設しました．口腔アレルギー外来ではパッチテスト（皮膚貼付試験）を行うことで原因を検索し，その結果をもとに治療計画を立てて金属やレジンなどアレルギーに悩む患者さんの苦痛の軽減に努めています．

　ここで誤解が無いようにしていただきたいのは，金属など歯科用材料が必ずしも悪いということではありません．実は金属成分は食品の中にも含まれていますし，口の中の炎症や感染によっても金属アレルギーと同様の皮膚症状を引き起こすことがあります．

　最後に本書を通して金属などの歯科用材料によってもアレルギーの起こることがあるということや，発病すると意外に頑固で治癒するまでに時間がかかること，またその対処法については原因を的確につきとめて治療に入ることなどを再認識していただき，患者さんばかりでなく担当医にとっても有意義であればと願っています．

編　者

もくじ

- 歯の詰め物やかぶせ物は，金属アレルギーの原因になるんですか？ —— 6
- ネックレスをしていて，かゆくなることがあります．これってアレルギーなんですか？ —— 8
- 歯の詰め物やかぶせ物には，どんな金属が使われているんですか？ —— 10
- 金属アレルギーの症状にはどんなものがあるの？ —— 12
- 金属アレルギーになりやすい人には，特徴や傾向はあるんですか？ —— 14
- 金属アレルギーかどうかを調べる検査って，どこで受けられるの？ —— 16
- 金属アレルギーって治るものなの？ —— 18
- 検査で陽性反応が出ました．口の中の金属は取り除くべきですか？ —— 20
- 金（ゴールド）やチタンはアレルギーが出ないって，本当？ —— 22
- アレルギーの原因になる金属には，どんなものがあるんですか？ —— 24
- メタルフリー治療で金属アレルギーは予防できるものなの？ —— 26
- 入れ歯でもアレルギーは起こるんですか？ —— 28
- 食物アレルギーがあるんですが，歯科治療に何か影響はありますか？ —— 30

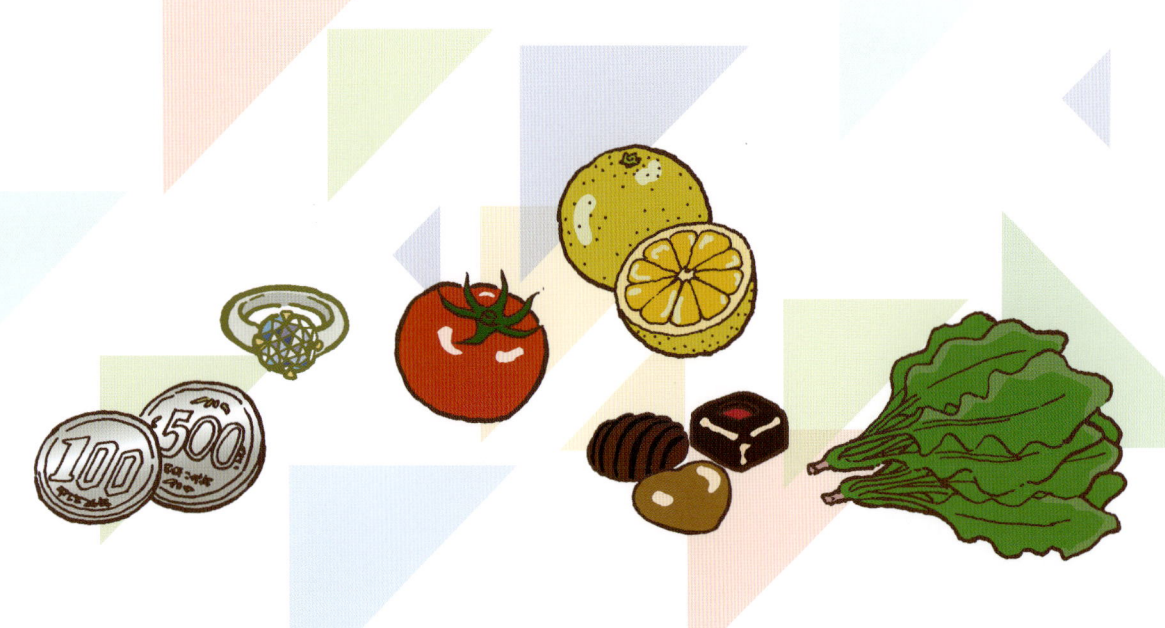

NOTE

- 金属アレルギーのメカニズム ……………………………………… 7
- アレルギーとは？ …………………………………………………… 9
- 修復物・補綴物に用いられる金属 ………………………………… 11
- 金属アレルギーの症状 ……………………………………………… 13
- 肌が弱い人，かぶれやすい人はアレルギーになりやすい？ …… 15
- パッチテスト（皮膚貼付試験） …………………………………… 17
- 私たちの周りにもある，さまざまな金属 ………………………… 19
- 金属だけじゃない？ アレルギーの原因物質！ …………………… 21
- 金やチタンも，油断はできない！ ………………………………… 23
- 原因は金属そのものだけとは限らない！？ ……………………… 25
- メタルフリー治療 …………………………………………………… 27
- 義歯について ………………………………………………………… 29
- 食品にも金属は含まれます ………………………………………… 31

COLUMN

- アレルギーの歴史と言葉 …………………………………………… 7
- 金銀パラジウム合金 ………………………………………………… 11
- スクリーニングについて …………………………………………… 13
- 金属アレルギーが起きる条件 ……………………………………… 15
- 金属アレルギーに対する減感作療法と抗原除去療法 …………… 19
- 口の中に金属がなくても，アレルギー様症状がある場合 ……… 21
- 純金（Au）と純チタン（Ti） ……………………………………… 23
- 亜鉛が欠乏すると味覚に異常が… ………………………………… 31

参考解説

① 金属アレルギーの症状 ……………………………………………… 32
② 口腔に発症する免疫性疾患 ………………………………………… 33
③ 金属アレルギーの検査 ……………………………………………… 34
④ メタルフリー治療について ………………………………………… 36
⑤ 金属アレルギーと口腔アレルギー症候群 ………………………… 38
⑥ 毒素とアレルゲンの違い …………………………………………… 39
⑦ アレルギー疾患の遺伝子（ゲノム）解析 ………………………… 39

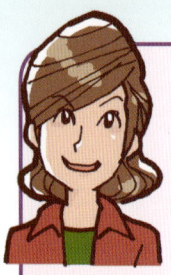

歯の詰め物やかぶせ物は,金属アレルギーの原因になるんですか？

先日,テレビで「口の中の金属がアレルギーの原因になる」という話を聞きました．また,最近雑誌でもそのような記事を見ましたが私の口の中にもいくつか金属の詰め物やかぶせ物があるので心配です．

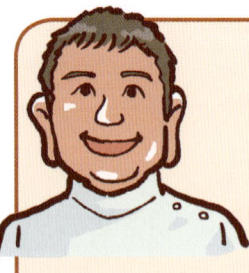

なることがあります！

　歯の詰め物・かぶせ物（銀歯）や義歯（入れ歯）に使われている金属は，長い年月をかけて口の中で少しずつ溶け出して体内に取り込まれ，人によってはアレルギーを引き起こすことがあります．私たちの口の中はあたたかく，唾液で湿っており，たくさんの細菌が存在しています．このような環境は，金属にとってはとても過酷なものなのです．

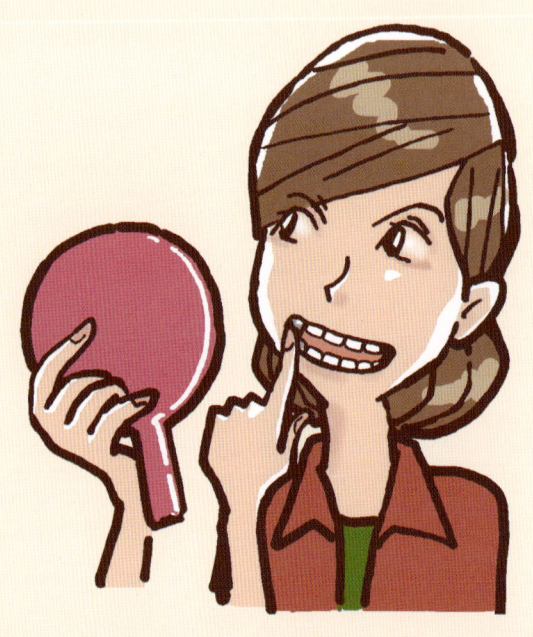

金属アレルギーのメカニズム

　歯科で使われる詰め物・かぶせ物の多くは，数種類の金属を組み合わせた合金を用いることで強度や耐変色性・耐蝕性を高めています．

　それでも口の中では，歯垢中に潜む細菌がつくり出す有機酸や唾液に，常に接触しています．また飲食物の酸や口の中の温度変化による影響，詰め物・かぶせ物同士の接触・摩擦などによりざらついた面から腐食することがあります．つまりの口の中は金属にとっては非常に過酷であり，このような環境の中では金属は金属イオンとして溶け出します．

　金属イオンは，そのほとんどが吸収されずに便や尿，汗などで排出されます．しかし，ごくわずかな金属イオンが少しずつ蓄積して体内のタンパク質と結合して「抗原（アレルゲン；アレルギーを引き起こす物質）」となることがあります．

　この抗原を身体が異物として認識することで，アレルギー症状が出ることがあります．口の中で常に金属が触れる部位では，直接その部分にアレルギー症状が出ることがあります．

　また，吸収・蓄積された抗原が身体のほかの部位にアレルギー症状を起こす場合があります．中でも，掌蹠膿疱症（手足の先などに無菌性の膿疱などが繰り返しできる病気）などは，口腔内の金属との関連が特に指摘されています．

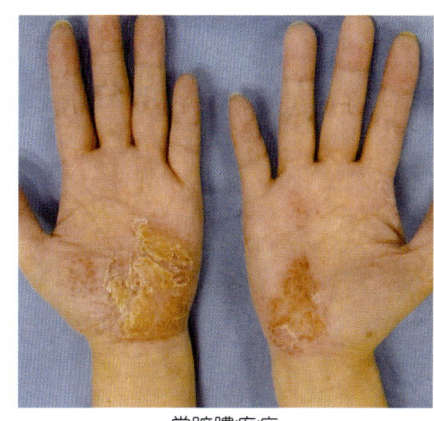

掌蹠膿疱症

COLUMN

アレルギーの歴史と言葉

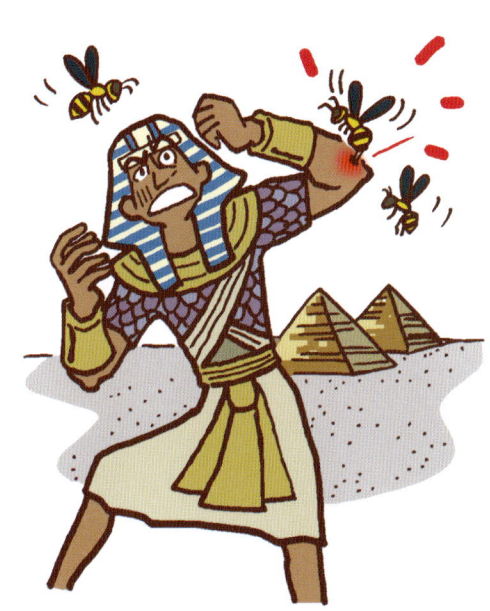

　紀元前27世紀にエジプトのメネス王が蜂に刺されて死んだという記録が古代の文書にあり，おそらくこれが，アレルギーの最初の報告といわれています．

　アレルギーという言葉はギリシア語の「allos（変わった，違った）」と「ergo（作用・能力）」を組み合わせた造語であり，用語としては1906年にオーストリアの小児科医師 von Pirquet が "Allergie" という論文で初めて用いました．

　今日，学術用語としては，アレルギー（allergy）とは，抗原にさらされることで個体が正常よりも過敏に反応して，組織障害を起こした状態をいいます．また，アレルギーの原因になる抗原をアレルゲン（allergen）と呼んでいます．

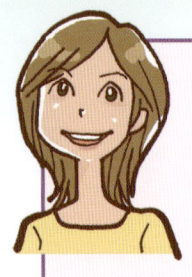

ネックレスをしていて，かゆくなることがあります．これってアレルギーなんですか？

　今度ピアスを開けたいと思っていますが不安なことがあります．ネックレスをしていると特に夏場に汗をかくと首の周りがかゆくなります．もし金属のアレルギーだとしたらピアスはやめておいたほうがいいですか？

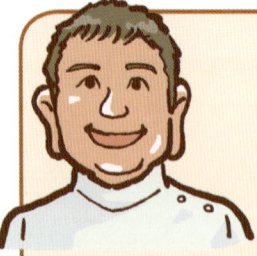

金属アレルギーの可能性があります!

　アレルギーの原因となっている金属が接触することでアレルギー反応を引き起こして，かゆみやかぶれが出ることがあります．金属アレルギーの可能性があります．これは装飾品だけでなく口の中の詰め物・かぶせ物に用いられている金属や食品中に含まれる金属成分でも同様のことが起こる可能性があります．

　しかし，アレルギーも皮膚病変もさまざまな要因が複雑に絡み合って起こりますので，原因を特定するのが困難です．まずは皮膚科を受診して金属アレルギーの検査を受けることをお勧めします．症状発現イコール金属のせいと安易に決めつけるべきではありません．

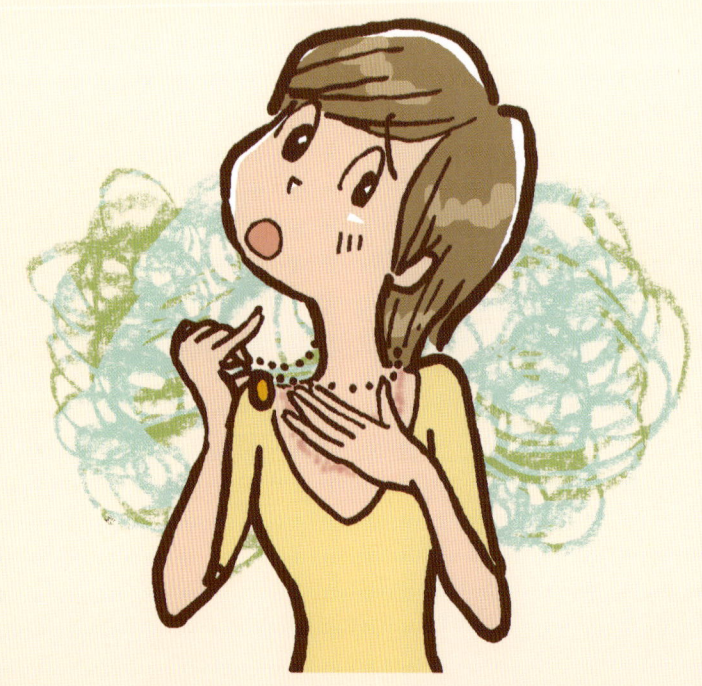

アレルギーとは？

　体には体外からの異物（抗原）に，対抗する物質（抗体）を作って体を守ろうとする働きがあります．これは体によいものかどうかを識別して排除してくれます．例えば一度おたふくかぜや，はしかにかかると二度とかからなくなります．これを「免疫」といいます．

　逆にこの機能がうまく働かないと，本来有害でないものに対して過剰反応を起こすことがあります．例えば花粉症は本来有害ではない花粉に対して過剰反応を起こして鼻水や涙などの症状が現れます．これを「アレルギー」といいます．

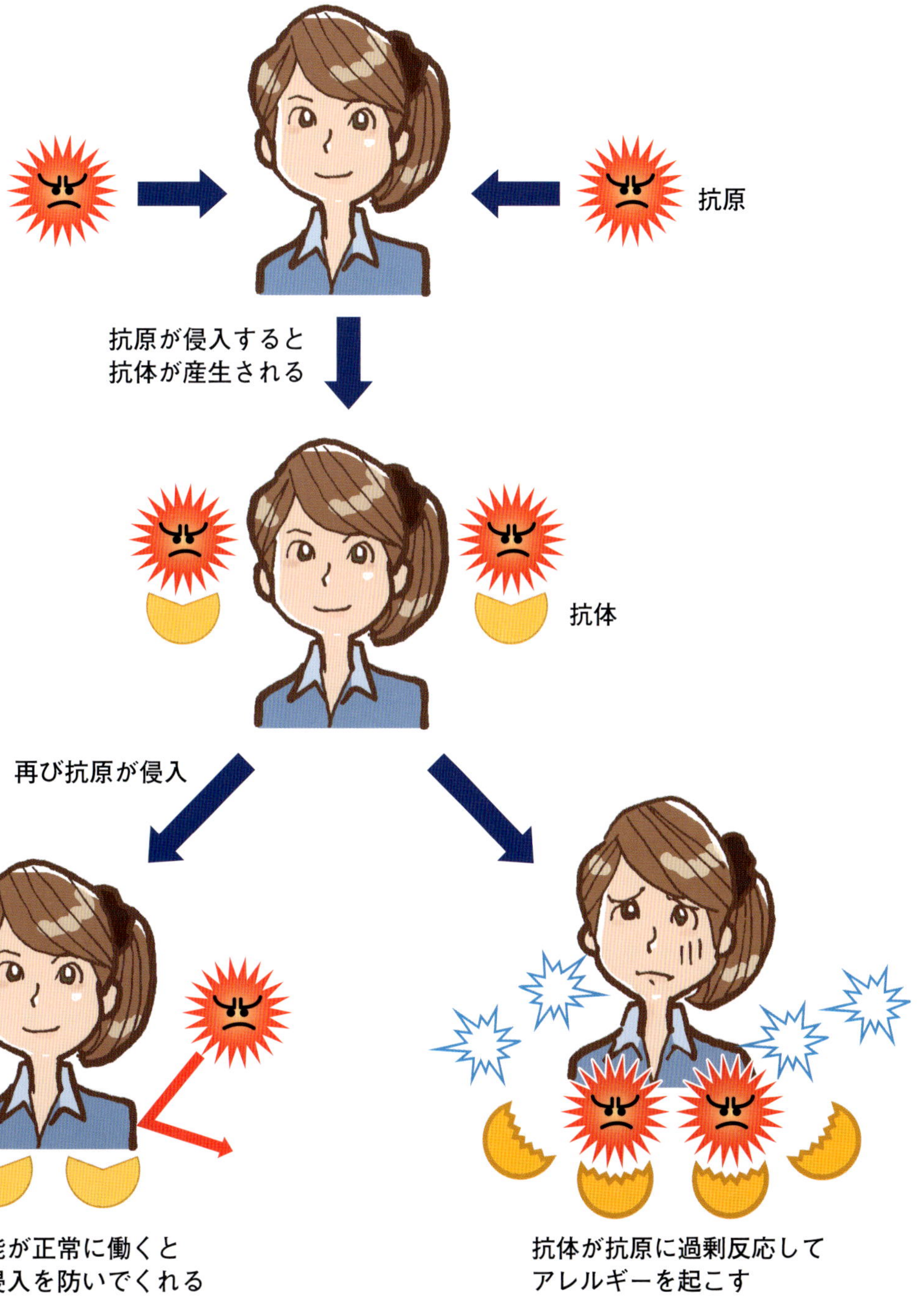

抗原

抗原が侵入すると抗体が産生される

抗体

再び抗原が侵入

免疫機能が正常に働くと抗原の侵入を防いでくれる

抗体が抗原に過剰反応してアレルギーを起こす

ネックレスをしていて、かゆくなることがあります．これってアレルギーなんですか？

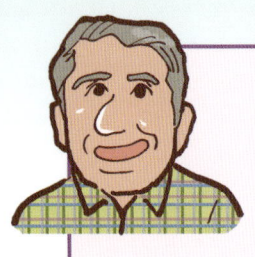

歯の詰め物やかぶせ物には，どんな金属が使われているんですか？

私の口の中の金属の詰め物やかぶせ物を見ると金色のものや銀色のものがあります．いったいどんな種類の金属が使われているのでしょう？

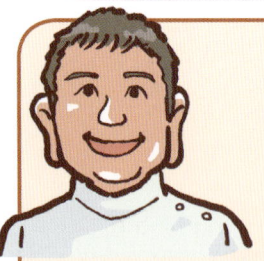

ほとんどの物は数種類からできた合金を使用します！

詰め物やかぶせ物の多くは，多種類の金属を組み合わせて作られています．いわゆる合金で，耐久性があり，かつ歯の硬さに近い物で丈夫で，しかも加工しやすい物にするためです．

これらの中にはアレルギーを起こしやすい物も，起こしにくい物も含まれています．

ただし，どの金属がどのくらいの時間をかけて，どういう人に影響を及ぼすのかについては，まだハッキリとはわかっていません．

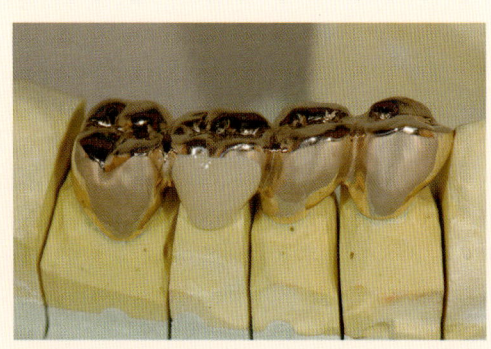

ブリッジ

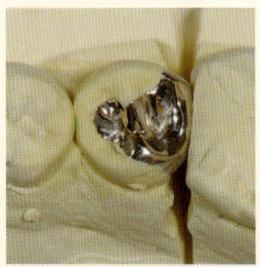

インレー

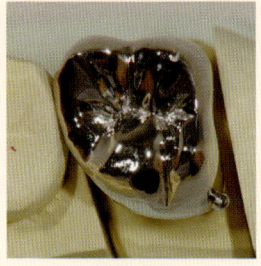

クラウン

修復物・補綴物に用いられる金属

　現在，保険診療で用いられる詰め物，かぶせ物用の金属は，金銀パラジウム合金と銀合金です．金銀パラジウム合金はメーカーにより金12%以外の割合に違いがあります．よく用いられるものでは銀50%，パラジウム20%，銅17%と，その他の金属でできている合金です．

　銀合金には2種類（第1種，第2種）があります．日本工業規格（JIS）では第1種はインジウム含有量5%未満で白金族元素を含まないもの，第2種はインジウム含有量5%以上で白金族元素10%以下のものと規定されています．いずれにしても銀が主体であるため酸化して黒く変色しやすい性質があります．

　また義歯や矯正治療にはコバルトクロム合金，ニッケルクロム合金などのノンプレシャスメタル（非貴金属，卑金属）といわれるものや，ステンレス鋼なども用いられます．

　金は保険診療では用いられませんが，純金（24K）は歯科材料としては軟らかすぎるため合金が使用されます．18K以上の金合金をプレシャスメタル，12K以下の金合金をセミプレシャスメタルともいいます．

　その他にアマルガムという水銀を主とする合金があります．歯を削った部分に詰める材料ですが，近年はレジンという歯の色に近い材料が同じような手順で使用できるので，あまり使用されなくなっています．

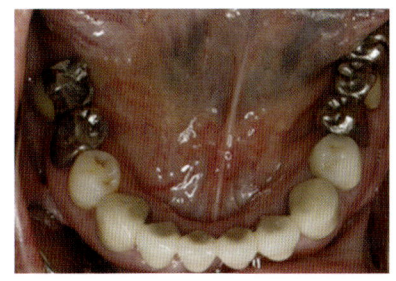
臼歯（奥歯）に金属補綴物が多い

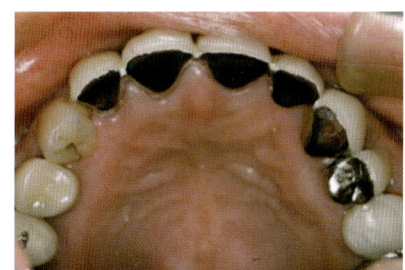
変色した金属がみられる

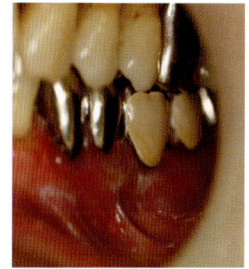
金属補綴物付近の歯肉に扁平苔癬が発症

COLUMN

金銀パラジウム合金

　1961年に我が国では国民皆保険体制が確立しましたが，戦後の厳しい経済状況下において貴金属に代わって安価で入手できるいわゆる代用合金が金銀パラジウム合金でした．

　この合金はパラジウムが金の摩耗や銀の硫化などの物性的欠点を補い，比較的低価格で安定していたためいわば保険制度を支えてきた合金ともいえます．

　しかし，近年は主要産出国の南アフリカやロシアの情勢からパラジウム価格が高騰しています．またパッチテストなど金属アレルギー検査でもパラジウムに対する陽性反応が比較的多くみられることから，代替材料の必要性が論じられています．

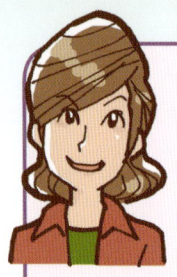

金属アレルギーの症状には どんなものがあるの？

口の中の金属がアレルギーの原因なら当然口の中に症状が出るものかと思ったら，手荒れの原因になったりすることもあるって聞いたことがありますが，本当でしょうか？

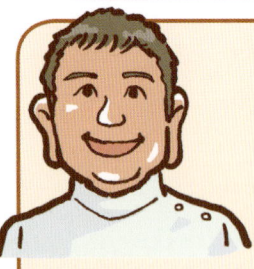

口の中だけでなく手や足にも症状が 出ることがあります！

口の中にアレルギーの原因となる金属がある場合でも，それによる症状は手のひらや足の裏など，口から離れた場所の皮膚に出る場合があります．むしろ口の中より皮膚に症状が出ることのほうが多いかもしれません．

金属アレルギーが原因と思われる代表的な症状に掌蹠膿疱症（しょうせきのうほうしょう）があります．しかし必ずしも金属アレルギーだけが原因とは限らず，扁桃腺炎や歯が原因の細菌感染（歯性感染症）など，ほかの病気によって引き起こされている場合があります．

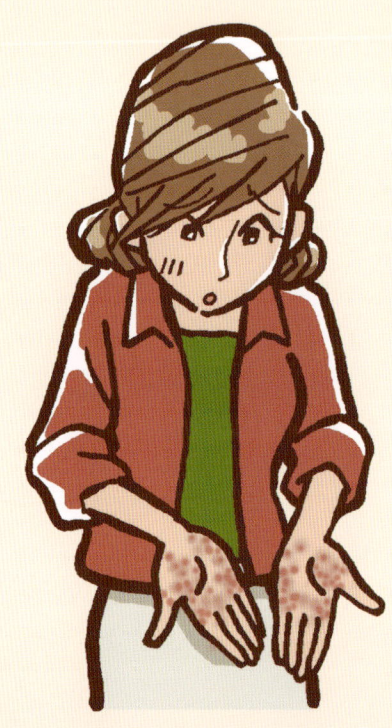

金属アレルギーの症状

金属アレルギーの症状は以下の二通りです．

1．接触性皮膚炎

よく知られているのはネックレス，ピアスや時計などの装飾品によるいわゆる「皮膚のかぶれ」です．汗の中の塩分は金属をイオン化しやすいため，装飾品をつけていた場所が赤く腫れたり，かぶれたりします．即時型アレルギーと呼ばれるものです．

装飾品以外にも金属の粒子が含まれている化粧品やメガネのフレームなどもアレルギーの原因となることがあります．この場合は原因となるものが触れている場所に起こるので原因を見つけやすく，対応はしやすいことなります．

2．全身型金属アレルギー

イオン化した金属が皮膚や粘膜から取り込まれることで，体の離れた部位に症状が出てきます．いわゆる遅延型アレルギーです．最近では歯科用金属による危険性がよく取りざたされています．

原因が口の中の金属であっても，口の中に症状が出るとは限らず手のひら・足の裏やお腹などに発症することがあります．そのため症状のある部位に薬を塗ってもなかなか治らないわけです．

COLUMN

スクリーニングについて

全身に皮膚症状がある患者さんが歯科に来院された場合は，まず口の中に詰め物やかぶせ物があるのか．またあった場合にはどのような種類および材料なのか．口の中の粘膜に症状があるか，歯が原因で炎症や感染を起こしていないかなどの口腔内の診察や，必要に応じてX線検査などを行います．

皮膚症状の原因が必ずしも金属というわけではなく歯科的には齲蝕・歯周病から発生する歯性感染症，またほかの病気や金属以外によるアレルギーに起因している可能性も大いに考えられます．したがって医科との連携は当然欠かせません．また治療についても皮膚科のみならず，内科や耳鼻咽喉科などとの連携も重要になります．

スクリーニング検査 （視診，X線写真など）

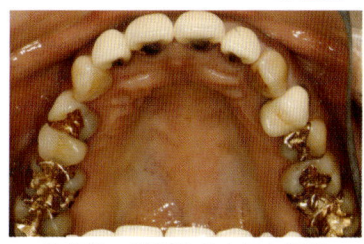

修復物・補綴物の有無と種類

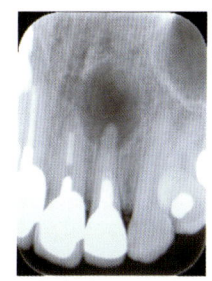

根尖病巣の有無

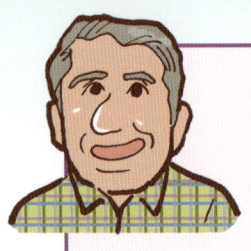

金属アレルギーになりやすい人には，特徴や傾向はあるんですか？

　まわりによく「私はアレルギー体質だから」っていう人がいますが，とくに見た目におかしなところがあるように思えません．アレルギーになりやすい人，なりにくい人ってあるんでしょうか？

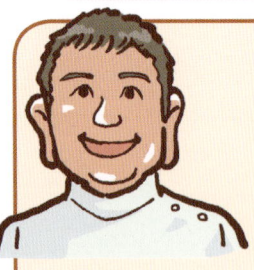

現在，その謎を解明するためにさまざまな研究が行われています！

　金属アレルギーについては，残念ながらまだわかっていないことが多くあります．しかしアレルギーの解明に向けて日々さまざまな研究が進められています．

　最近では遺伝子学的な研究も進められていますので，いずれはアレルギーを起こしやすい人をあらかじめ特定し，未然に防げるようになる日がくるかもしれません．

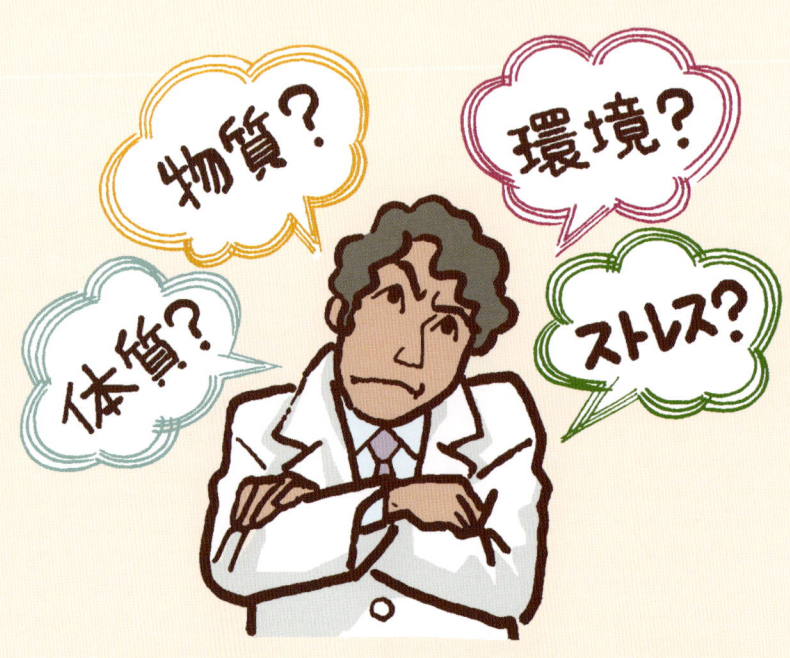

肌が弱い人，かぶれやすい人はアレルギーになりやすい？

　皮膚の表面は，常に外部から刺激を受けています．肌が弱いというのはいわゆる敏感肌で皮膚表面のあらゆる刺激でかゆみや腫れを起こします．これは生まれつき角質が薄い体質ならばバリア機能が弱いといえます．また乾燥肌が悪化して敏感肌になることもあります．化粧，衣類，乾燥など物理的・科学的刺激をなるべく避けるようにしましょう．

　アレルギーの場合は，アレルギーを引き起こす物質が身体の外部からも内部からも刺激して症状が出ます．かぶれはたいていアレルギー性の接触性皮膚炎といえるでしょう．

　またストレスなどの精神的要因でも痒みを発症または増幅させることがあります．

　現状でできることは「金属製のアクセサリーはつけない」「ピアスはしない」など，長時間金属に触れることのないよう気をつけることですが，いつ，どのような状況でアレルギーを発症するかは，人それぞれです．金属アレルギーに関して心配なことがある場合には，皮膚科でパッチテストなどのアレルギー検査を受けてみてください．

COLUMN

金属アレルギーが起きる条件

　金属アレルギーについては，さまざまな研究によりそのメカニズムが徐々に解明されてきました．最近の研究では金属アレルギーが起きるには4つの要素があり，それは「金属・汗・細菌・傷」と言われています．

　アレルギー症状発現までのステップとしては，

1) まず金属が汗に溶けてイオンという1/100万 ミリメートル（1ナノメートル）くらいのとても小さな粒子になり，肌にしみ込みます．
2) そこに細菌が存在すると金属と一緒に体内に侵入します．

　この時，細菌の体内侵入に反応して白血球が，退治しようと増殖します．この時たまたま一緒に入ってしまっただけの金属にも反応して攻撃を加えます．

　一度そうなると金属退治係の白血球は，金属を見つけるたびに攻撃します．このとき白血球は炎症性物質をまき散らしながら攻撃するので，かぶれやかゆみが起きます．

　しかし誰もが必ず金属アレルギーにならない理由は，皮膚バリアのおかげです．もし金属製品を身につけて，汗をかいた部分を引っ掻いてしまうとバリアが壊れます．そうするとそこから細菌が侵入して，それを何度も繰り返すうちにアレルギー体質に変化するきっかけができてしまうことになります．

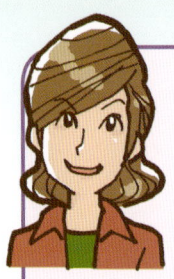

金属アレルギーかどうかを調べる検査って，どこで受けられるの？

虫歯を削って金属を詰めることになったんだけど，金属アレルギーかもしれないので検査を受けたいと思っています．歯医者さんでも検査をしてもらえるの？

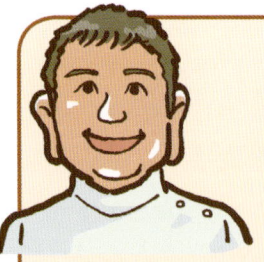

皮膚科で行うことが多いです！

　皮膚科などの医科病院では，保険適用にて「パッチテスト」というアレルギー検査を受けられます．皮膚の表面に金属を含んだ試薬を貼りつけてアレルギー反応を起こすかどうかを調べる検査で，現在では金属アレルギーに関して最も信頼性の高い検査方法です．
　歯科でも検査を行う病院・診療所はあります．ただし歯科で行うパッチテストは保険外検査ということになります．

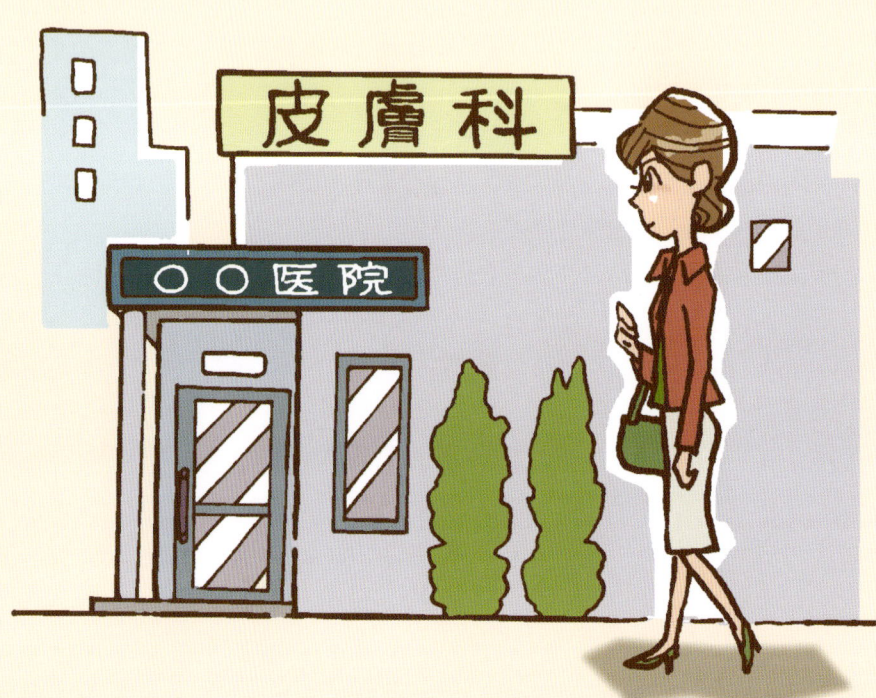

パッチテスト（皮膚貼付試験）

　パッチテストとは，検査用絆創膏につけた被検物質（抗原と考えられる物質）を貼り，2日後（48時間後），3日後（72時間後），7日後（168時間後）にそれを除去し，その個所にみられる反応により判定するアレルギー検査です．

　皮膚科など医科で行うパッチテストは保険適用になります．また調べられる金属の一覧は巻末解説「金属アレルギーの検査」（p.34〜35）に挙げてありますが，アレルギーのある患者の陽性率の高い金属としては，コバルト，ニッケル，銅，パラジウム，銀，アンチモン，白金，金，水銀などがあります．

　また金属と同時に歯科材料として使われているレジン（プラスティック，樹脂）や，セメントなどについても，検査を行います．

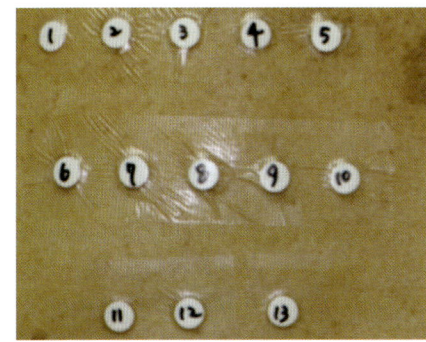
貼り付け直後の例

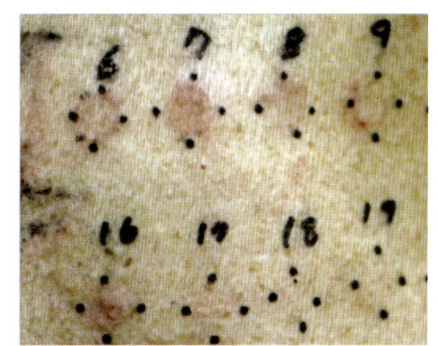
2日後の確認時の例

　なお検査は判定日を含めると少なくとも4回通院していただく必要があります．

　また検査の副作用として，試薬を貼りつけた部位がかゆくなったり赤くなったりすることがあります．肌の弱い方では，絆創膏でかぶれることがあります．まれに，アレルギー以外に持病として発症している皮膚病などが悪化することがあります．

　ネックレスやピアスなどのアクセサリー，メガネ，指輪，時計バンドなどによるアレルギー症状がある方，または過去にあった方は，歯科治療で金属を使用する必要が生じた場合には，事前にパッチテストを受けておいたほうがよいでしょう．

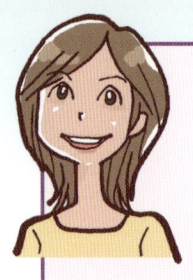

金属アレルギーって治るものなの？

検査で金属アレルギーであることがわかっても治療すれば治るものなの？一生かかえていかなければならないかと思うと将来的にも不安になります．

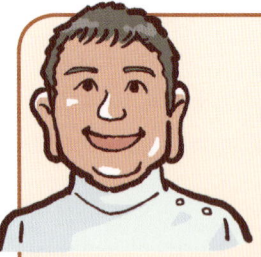

残念ながら，アレルギーそのものが完全に治ることは少ないです…

　アレルギーそのものは病気というより過剰な免疫反応（p.9参照）ですので，「治る・治らない」というニュアンスとは少し違うかもしれません．その意味ではアレルギーそのものとどう付き合って，いかに発症を防ぐか，と考えていただいたほうがわかりやすいかもしれません．

　日常生活において金属によるアレルギー症状を防ぐためには，単的ですがなるべく金属に触れないようにすることです．

　しかし歯の詰め物やかぶせ物に原因がある場合，日頃の心がけだけでは解決できないこともあります．そういった場合には，原因となっている金属を歯科で完全に取り除いてから，レジン（プラスチック）やセラミック製のものに替える（メタルフリー治療）必要があります．

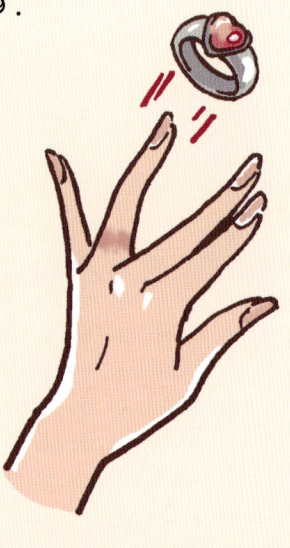
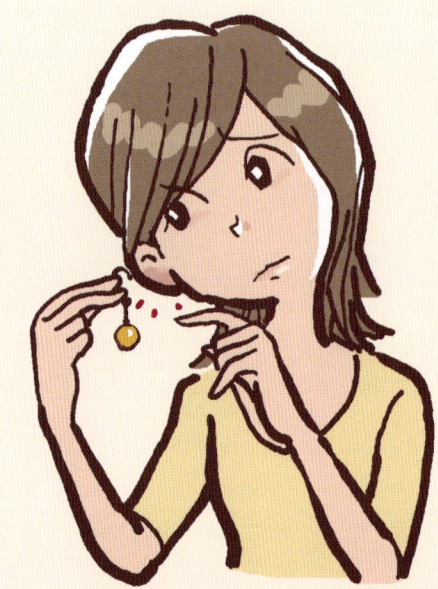

私たちの周りにもある, さまざまな金属

アレルギーを起こしやすい金属も目で見て明らかにわかる状態のものから, 一見含まれていることがわかりにくいものまでさまざまです.

厚生労働省では家庭用品などに関連した健康被害の情報を公表しており, 皮膚障害の中では装飾品（金属製）に関する事例が最も多く報告されています.

金属アレルギーは, アレルゲンである金属がイオンとして溶出することで発症するので, 何らかの金属に対してアレルギーのある方は, 日常生活でも接触に十分に気をつけなければなりません. また運動などで大量に汗をかく場合や夏場などは, 特に注意が必要です.

表1は身の周りにある金属製品の代表格ですが, 私たちの生活は金属なしでは成り立たないということがわかります. しかし, すべての金属が有害なわけではないので, 自分にとってどの金属がアレルゲンになりうるのか, またそのどのような製品に含まれているのかを知っておくことが大切です.

表1 金属が含まれている製品

● 食器類（ナイフ, フォーク, スプーンなど）	● 革製品（時計のベルト, 靴, 鞄の持ち手など）
● 電車の手すり	● ドアノブ
● ジュースの缶	● 装飾品（ピアス, ネックレス, 指輪, 眼鏡など）
● 服飾品（ファスナー, ボタンなど）	● 硬　貨
● 鍵	● 化粧品
● 調理器具	● 貼付け磁気治療器
● 食品（p.31 参照）	● カミソリ, ビューラー
● 自動車	● 携帯電話
● 楽　器	● 口腔内修復物

COLUMN　金属アレルギーに対する減感作療法と抗原除去療法

アレルギーの治療法に「減感作療法」というものがあります. アレルゲンを少しずつ体に取り込んでいくことで, それに対する過剰な反応を減らしていく治療法です.

現時点ではアレルギー対する有効な手段ですが, 治療期間が長くかかるうえに効果が確実に得られるとは限りません. また金属アレルギーにはあまり有効ではないとの意見もありますので, アレルゲンとなっている装飾品, 装身具, 歯科治療用金属をすべて除去する「抗原除去療法」が現在の金属アレルギーに対する一般的な治療法となっています.

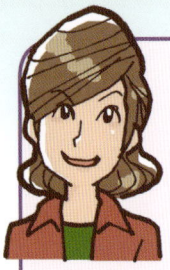
検査で陽性反応が出ました．口の中の金属は取り除くべきですか？

　手荒れで皮膚科を受診して金属アレルギーの検査をしたら，陽性反応があり口の中の金属が原因と言われました．以前治療したときは何ともなかったのに，それをはずしてセラミックなど金属以外の材料にすれば治るものなのですか？

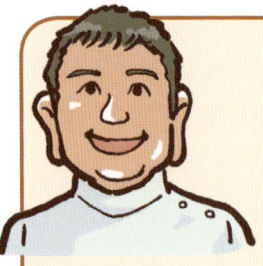
まずは，検査の結果を歯科医師とよく相談してみてください！

　アレルギー検査の結果，どの金属がアレルギーの原因になるかがわかり，その金属が歯の詰め物やかぶせ物として口の中に入っていたとしても，本当にそれが今あるアレルギー症状の原因であるとは限りません．

　装飾品の金属が原因となっている場合があるからです．また，人によってはレジン（プラスティック）などもアレルゲンとなることがあるため，詰め物やかぶせ物を別素材のものに変えても，アレルギー症状が続くことがあります．

　しかし，症状を軽くすることはできるかもしれません．

　それから，もう1つ知っておきたいことはその金属が原因だとして，外したから直ぐに症状が改善されるとは限らないことです．というのは，アレルゲンは長い間，少しずつ体内に蓄積されたものなので，金属を外してもアレルゲンはいつまでも体内に残っているからです．完全に症状がなくなるには，1, 2年はかかると考えたほうがよいと思います．

　まずは詳しい検査を受けて，今後の治療について歯科医師とよく相談してみましょう！

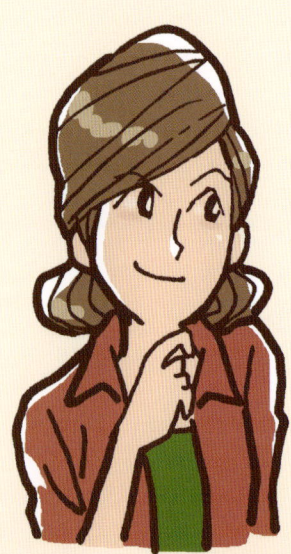
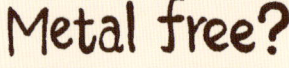

金属だけじゃない？ アレルギーの原因物質！

　パッチテストなどのアレルギー検査によって，金属アレルギーであると診断されても，その原因が歯科材料であるとは限りません．実際にはアクセサリーや化粧品，嗜好品などに含まれている金属が原因となっている場合があります．ただし，歯科治療をしてから口腔内にアレルギー症状が発生した場合には，歯科用金属によるアレルギーの可能性が疑われます．この場合は，検査で陽性反応のあった金属は完全に除去し，それらを含まない材料での再修復が治療の最優先と考えます．

　金属アレルギーの患者さんには，歯科用金属の主要成分の多くにアレルギー反応を示す「多価アレルギー患者」も多く，金属を用いた治療自体が困難な場合があります．このような場合，レジンやセラミックを用いたメタルフリー修復が有効です．

　セラミック修復に用いられる陶材や，最近注目されているジルコニアは，化学的に安定した金属酸化物の形をしているためイオンの溶出がなく，生体親和性に優れている材料です．また，これらのメタルフリー材料は審美的に優れているというところも利点の1つです．

　しかしながら，近年，歯科材料として多く用いられるレジン成分であるMMA（メチルメタクリレート）や接着プライマー（処理剤）のHEMA（ヒドロキシエチルメタクリレート）に起因するレジンアレルギーの症例が，多数報告されています．そのため，メタルフリー修復を選択する際は，それに用いるレジン材料やセメントに対してのアレルギー反応の有無を，あらかじめパッチテストなどで確認しておく必要があります（p.34参照）．また，MMAやHEMAはネイル（付け爪）に使われていますので，症状のある方は原因になっていることがあります．

COLUMN

口の中に金属がなくても，アレルギー様症状がある場合

　歯性感染※や扁桃腺炎などの咽頭部の炎症で，全身に皮膚疾患を有する患者さんがいます．
　まずは身体のどこに感染や炎症が存在するかを，歯科あるいは口腔外科ばかりでなく，皮膚科や内科，耳鼻咽喉科などで調べることが重要です．
　また，食物で起こる口腔アレルギーや，その他の金属以外のアレルギーである場合がありますから，金属以外のパッチテスト（皮膚貼付試験）や血液検査などの検査を行い，全身の皮膚疾患を引き起こす因子を見つけ出すことが必要です．
　※虫歯や歯周病が原因で細菌性の炎症が周囲組織に波及するもの

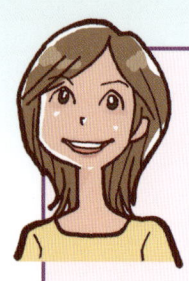
金（ゴールド）やチタンはアレルギーが出ないって，本当？

純金のアクセサリーやインプラントの材料のチタンはアレルギーが出ないって聞いたことがあります．実際のところどうなんでしょうか？

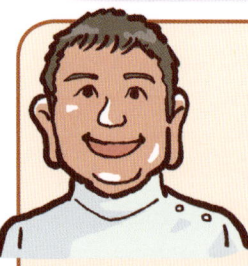
まったく出ない，というわけではありません！

　金はアレルギーを起こしにくいとされ，アクセサリーから歯の詰め物・かぶせ物まで幅広く使用されていますが，まったくアレルギーが起こらないわけではありません．
　またチタンは人体とも馴染みやすく，人工骨や人工関節，ペースメーカーなど人工臓器の材料としても使用されており，最もアレルギーを起こしにくい金属であるといえます．
　しかし，チタン製のインプラントでアレルギーを発症してしまった珍しい症例などもあるため，こちらも絶対的に安全とは言い切れません．
　金もチタンも，あくまでアレルギーを"起こしにくい"だけであって，"決して起こさない"わけではないのです．

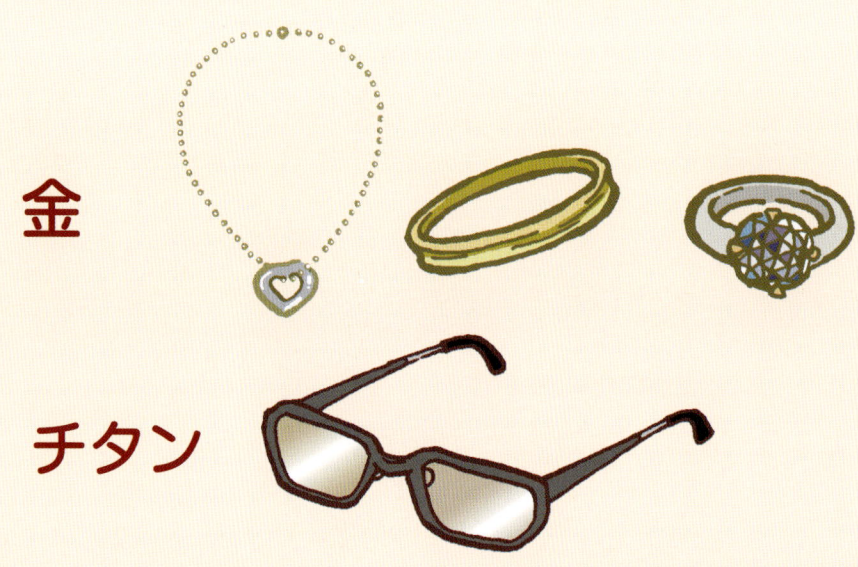

金やチタンも，油断はできない！

金は比較的アレルギーを起こしにくいとされ，加工がしやすく，合金の形で歯科用修復物に使用されています．保険診療用合金である金銀パラジウム合金にも 12％の金が含有されており，金は現在では歯科治療に欠かせない金属といえます．

しかし決してアレルギーを引き起こさないというわけではなく，日本歯科大学附属病院口腔アレルギー外来でのパッチテストの結果でも陽性反応を示した症例があります．金に陽性反応が出た場合, 金属修復物の選択が困難で，オールセラミックやレジンでの修復となるのがほとんどです．そうなると保険適用外のことが多く，経済的負担も大きくなります．

チタンは軽く，強く，耐食性に優れ，生体親和性が高く，骨と強固な結合が得られるという特徴 w 持っているため，現在ではインプラントの材料として欠かせない金属になっています．

しかし，チタンの使用は歴史が浅く，時間的経過によるアレルギーのリスクはまったくのゼロであるとはいえません．

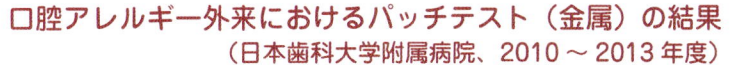

口腔アレルギー外来におけるパッチテスト（金属）の結果
（日本歯科大学附属病院、2010〜2013年度）

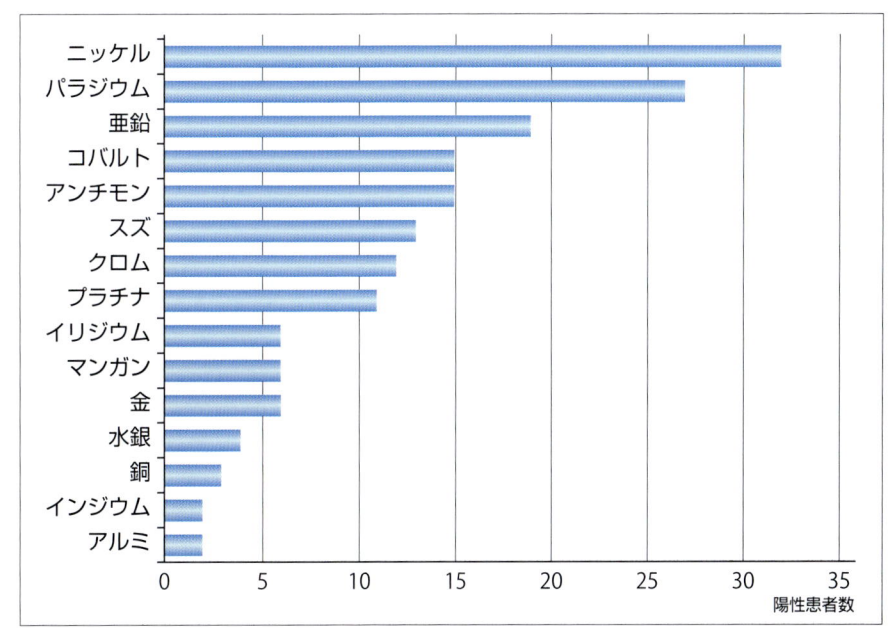

純金（Au）と純チタン（Ti）

純金はカラット（K）という単位で表現され 24K がいわゆる金 100％ の純金です．したがって 18K とは金の含有量が 18/24 ＝75％ ということになります．

一方，皮膚に最もやさしい金属といわれるチタンですが，自然界では他の元素と結合した鉱物の形で存在しており，純チタンは微量の不純物が含まれているものも指しているので，正確に言えば「純度の高いチタン」ということになります．純チタンはJIS規格では1種から4種に分けられO, Feの含有量によって区別されます．O, Feの含有量は1種のもので少なく，より軟らかくなり，4種はO, Feが多いため1種より硬いものになります．チタン合金になるとさらに硬さが増します．

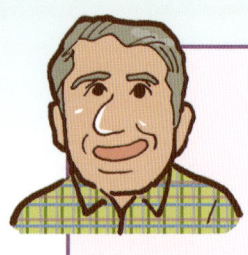

アレルギーの原因になる金属には，どんなものがあるんですか？

　金属の種類によってもアレルギーが起きたり起きなかったりすると聞いたのですが，実際にどんな種類の金属がアレルギーを引き起こすのでしょうか？具体的に教えてください．

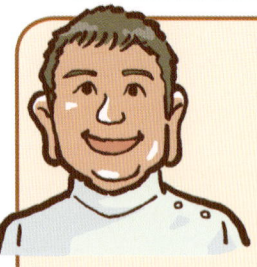

どの金属でもアレルギーを引き起こす可能性があります！

　どの金属でもアレルギー症状が発現する可能性はありますので，これなら安心というものはありません．またいったんアレルギー症状が発現してしまった金属は，その後も発症する可能性がありますから避けたほうが良いということになります．

　ネックレスやピアスなどの装飾品による金属アレルギーは皆さんもご承知と思いますが，金属元素としてはニッケルやコバルトなどが比較的多いようです．

　金やチタンも比較的安全だとしても絶対大丈夫とは言い切れません．

　また装飾品の場合は一見して金属ということがわかるわけですが，日常のさまざまなものの中にも含まれている可能性が高いので注意してください．

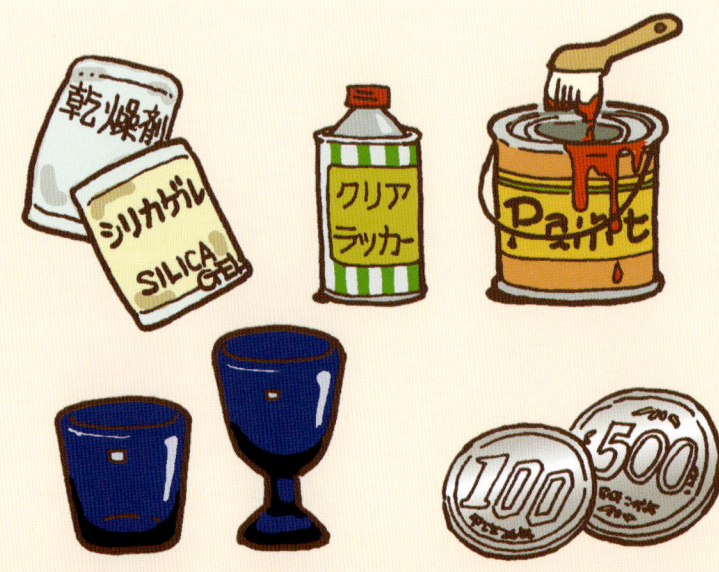

原因は金属そのものだけとは限らない！？

原因は金属であっても金属そのものだけが問題になるわけではありません．日常触れる可能性のあるさまざまなものの中にも金属成分が含まれています．

金属	感作源
アルミニウム	歯科用セメント，化粧品，香料，医薬品，農薬，歯磨き，絵具，クレヨン，顔料，塗料，皮なめし，ガラス，エナメル，陶磁器，セメント混合剤，焼きみょうばん，ベーキングパウダー，写真，メッキ，灯油，軽油，繊維
金	歯科用，貴金属装飾品，貴金属回収作業，メッキ
スズ	歯科用，合金，医薬品，顔料，感光紙，缶製品，衣類
鉄	化粧品，医薬品，消毒剤，農薬，塗料，印刷インキ，黒インキ，絵具，クレヨン，皮なめし，製革，写真，合成樹脂，建材（セメント瓦，スレート，アスベスト床，建材の着色顔料），製紙，陶磁器，道路，ゴム
白金	歯科用，貴金属装飾品，貴金属回収作業，メッキ
パラジウム	歯科用，眼鏡フレーム，腕時計，電気製品
インジウム	歯科用
イリジウム	歯科用
亜鉛	歯科用セメント，化粧品，医薬品（亜鉛華デンプン，亜鉛華絆創膏，亜鉛華軟膏），医薬部外品（脱臭剤，アストリンゼン，脱水剤），塗料，印刷インキ，絵具，顔料，錆止め顔料，陶磁器うわぐすり，ガラス，アクリル系合成繊維
マンガン	特殊合金，ステンレス，医薬品，肥料，塗料，染料，ほうろう，織物，マッチ
銀	歯科用，装身具，メッキ，貨幣，飾り物，鏡，医薬品，食器
クロム	クロムメッキ工業，印刷業（青色），試薬，塗料（ペンキ，ニス），媒染剤，陶磁器うわぐすり，皮なめし
コバルト	メッキ，合金工業，塗料（エナメル，ラッカー），染着色（青色系），顔料，陶器うわぐすり，乾湿指示薬，ハエ取紙，粘土，セメント，ガラス工業，乾燥剤
銅	メッキ，治金（合金製造），顔料，農薬（稲，麦，果樹），媒染剤，皮革，皮なめし，人絹染料，人絹工業（銅アンモニア法），乾電池，木材防腐剤
水銀	錫亜鉛合金，治金，漂白クリーム，化粧用クリーム剤（保存剤として稀に含有），消毒剤，農薬（水銀製剤），防腐剤，分析試薬，イレズミ（赤色），金属うわぐすり，染料，皮革，皮なめし，フェルト，木材防腐（亜鉛，錫），有機合成触媒（塩化ビニールなど），乾電池および鏡の製造，写真工業，アルミニウム電気版，印刷業
ニッケル	ニッケルを含む種々の合金製装身具（バックル，ガーター，腕時計，時計バンド，イヤリング，ネックレスなど），ニッケルメッキ，ニッケル触媒，媒染剤，塗料（ペンキ，ニス），陶磁器，セメント，電気製版，乾電池，磁石，ビューラー

足立厚子：金属接触アレルギーと全身型金属アレルギーの診断について．J Environ Dermatol Cutan Allergol 5：1-10, 2011. より改変

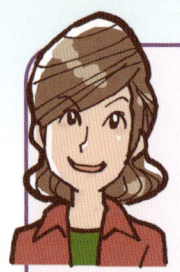

メタルフリー治療で金属アレルギーは予防できるものなの？

金属を全く使わないメタルフリー治療というのを聞いたことがあります．これは金属アレルギーを治す治療なの？

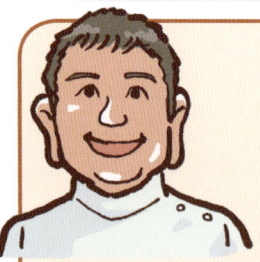

金属アレルギーを予防することはできます！

メタルフリー治療は金属を使用しないので予防になります．ただし金属の代わりに使用するレジン（プラスチック）系材料でもアレルギーを起こすことがあります．そのため，まずは歯科で使用する各種材料のパッチテストを受け，その検査結果をもとに自分に最も適した材料を選ぶのがよいでしょう．

レジン修復は保険診療の範囲で行えますが，セラミックのかぶせ物や金属のバネ（クラスプ：鉤）を使わない義歯（ノンクラスプデンチャー）は保険適用外の治療となるため，治療箇所が多い場合は経済的な負担が出てきます．

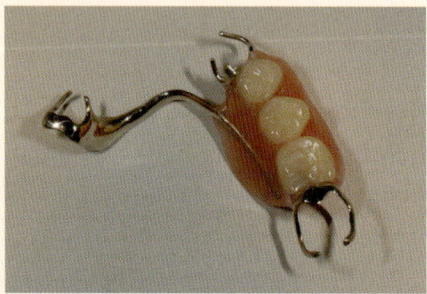

通常の部分義歯

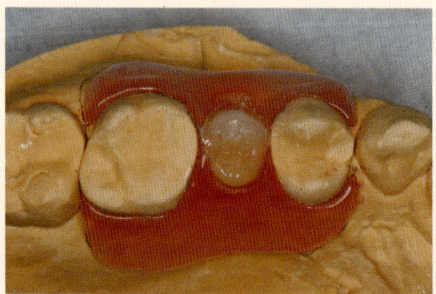

ノンクラスプデンチャー

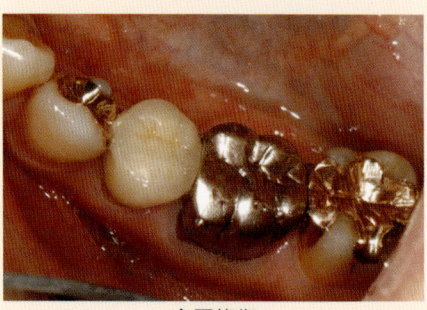

金属修復

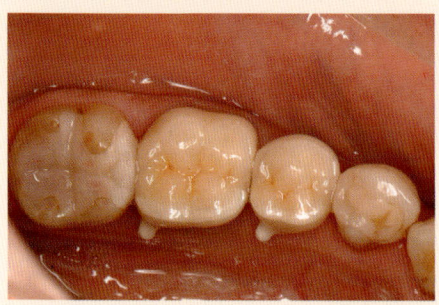

セラミック（ジルコニア）修復

メタルフリー治療

　メタルフリー治療とは文字通り「金属を使わない」ということなので過去に金属によるアレルギー症状があった人には有意義な治療です．

　もちろん現在金属アレルギーがない人でも，いずれアレルギーを引き起こす可能性はあるので，将来のアレルギー発症を予防でき，見た目もきれいなことは大きな利点といえます．

　メタルフリー治療には，義歯や白い詰め物，その他保険診療にも用いられるレジン（プラスティック）系材料や，かぶせ物や詰め物，義歯の歯の部分に使われるセラミックス（陶材），ハイブリッドセラミックス（超硬質レジン）などが使われます．

　レジン系材料は歯科治療の多くの用途で使用される材料で，詰め物や義歯だけでなく，仮歯やかぶせ物を接着するセメントなどにも使われています．しかし多種類の化学成分からできているため，アレルギーが起こることがあります．セラミックスは天然歯のような透明感と金属にも勝る硬さを持ち，溶けにくく生体適合性のよい材料ですが，接着するときにレジンセメントを使います．またハイブリッドセラミックスはレジンに比べ強度があり，見た目にもきれいな材料ですが，レジンが使われています．

　日本歯科大学附属病院口腔アレルギー外来ではメタルフリー治療を行う前に，金属と同時にレジン系材料やセメントに対するパッチテストを行い，その検査結果から安全な材料を選択しています．

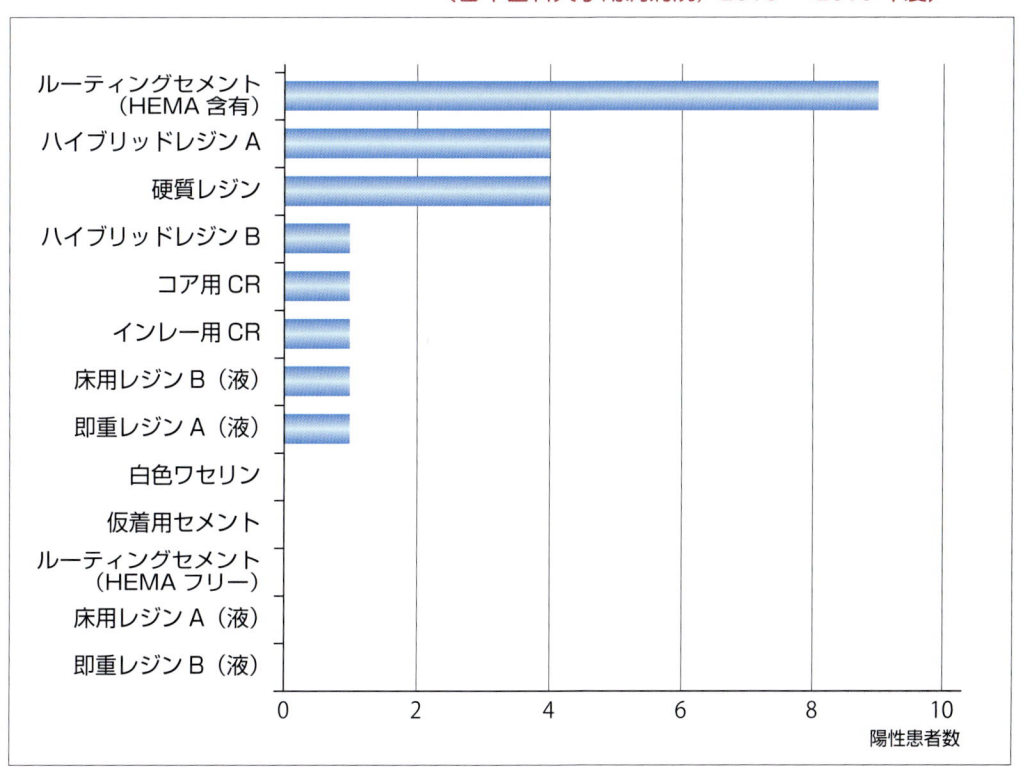

口腔アレルギー外来におけるレジン・セメントのパッチテストの結果
（日本歯科大学附属病院，2010〜2013年度）

メタルフリー治療で金属アレルギーは予防できるものなの？

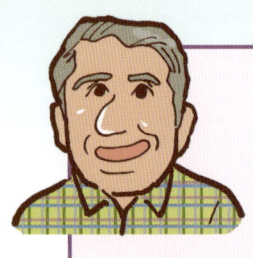

入れ歯でもアレルギーは起こるんですか？

部分入れ歯は歯に金属のバネをかけるのでアレルギーが出るかもしれないけど，総入れ歯でもアレルギーは起こるの？

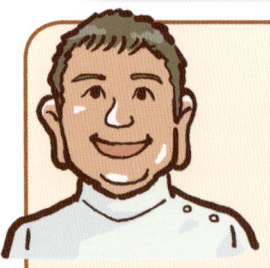

起こる可能性はあります！

その通りで義歯（入れ歯）には部分入れ歯と総入れ歯があります．部分入れ歯を自分の歯にクラスプという金属のバネ（鉤）をかけて入れ歯を支えます．したがって，アレルギーテストで陽性反応が出た金属を使用すれば症状が起こる可能性はあります．

保険診療でつくられる総義歯（総入れ歯）などは，金属は使いませんが，補強のために内部にワイヤーを埋め込んでいる場合があります．

また，歯や歯ぐきの部分にはレジン系（樹脂）材料を用いることが多いので，これに対してアレルギーが起こる可能性があります．

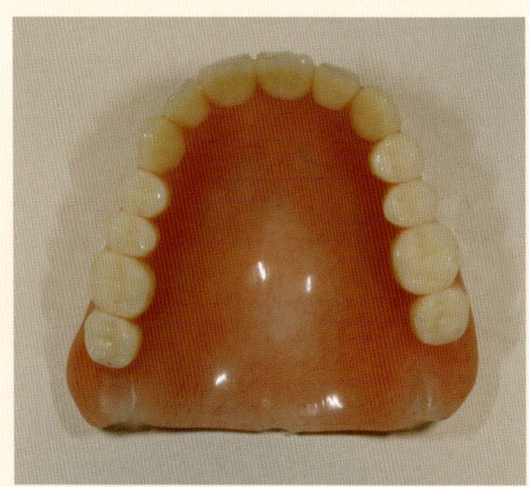

金属を使用していない上顎総義歯
（レジン材料が用いられている）

義歯について

　義歯は構造・材質などによってさまざまに分類され，その種類は多数あります．
　義歯の構造としては，①人工歯，②床，③維持装置（バネ；クラスプ，鉤），④連結子，の4つがあり，それぞれ材質が違います．そしてそれぞれにアレルギーを引き起こす可能性が含まれています．

①人 工 歯：人工の歯．主にレジン歯，硬質レジン歯が使用されるが，セラミック製の陶歯や金属製のものなどもある
②　　床　　：人工の歯茎．アクリルレジン，ポリカーボネートなどが用いられる
③維持装置：歯に掛けるバネ．前述のような各種の金属が用いられるほか，バネ自体が床と一体化したものや，磁石やボタン状のアタッチメント（連結装置）を用いる場合もある
④連 結 子：義歯が左右に分かれる場合などに，それらを繋ぐために用いられる太い金属のワイヤー．前述のような金属を用いる

　義歯に用いられる金属は多岐にわたり，それらのほとんどが合金であるため，実際には10種類以上の金属が含まれている可能性があります．また，前述のように金属以外にもレジン（プラスチック；樹脂）部分へのアレルギーというものも報告されています．
　近年，床（歯ぐきと接する部分）の材料として広く用いられているプラスチックは「アクリルレジン」と呼ばれるもので，MMA（メチルメタクリレート），過酸化ベンゾイル（重合開始剤），ハイドロキノン（重合禁止剤）などの多くの材料を混ぜ，加熱などの工程を経て硬化・完成するというものですが，それらの成分が完全に重合せずにわずかに残り，唾液中に溶け出して，アレルギーを起こすことがあります．これらのことからも"絶対にアレルギーを起こさない義歯"というものを提供することは，非常に困難であるといえます．
　しかし，アレルギーに対してしっかりと対策をとれば，義歯治療が不可能ではありません．金属アレルギーであれば，その金属を含まない合金を用いるか，金属を用いない義歯やアクリルレジンにアレルギーがあるならば，床をポリカーボネートに，人工歯をセラミックにすることで，それぞれ対応が可能です．
　まずはパッチテストなどでアレルギーの原因を特定することをお勧めします．

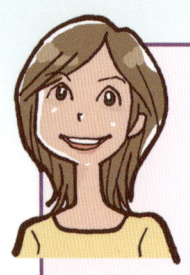
食物アレルギーがあるんですが，歯科治療に何か影響はありますか？

いままで金属アレルギーと言われたことはないのですが，食べ物にアレルギーがあります．何か歯科治療に影響することはありますか？

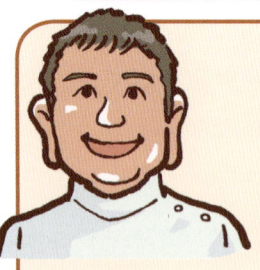
影響があるかもしれません！

　治療そのものに影響はないかもしれませんが，食品の中に含まれる金属が食物アレルギーの元になっている場合は，詰め物やかぶせ物でアレルギー症状を発症するかもしれません．

　食物アレルギーがある場合，原因と思われる食物や症状の説明（いつ・どんなときに・どのような症状で・どのくらい続いたのか），今飲んでいる薬（その薬か，お薬手帳を持っていく），持病の有無，また乳児であれば母乳栄養か人工栄養か，食物日記などが診療の参考になります．

　食物アレルギーを持つすべての人が金属アレルギーになるわけではありませんが「全身型金属アレルギー」といって，卵・牛乳・小麦などのアレルギーを合併する金属アレルギーがあります．食物アレルギーの方で歯科治療を行う必要がある場合，金属だけでなく，使用予定の歯科材料を対象にしたパッチテストを受けることをお勧めします．

　食物アレルギーも金属アレルギーも，自己判断ではなく医師による正確な診断のもとで治療方法を選択することが大切です．

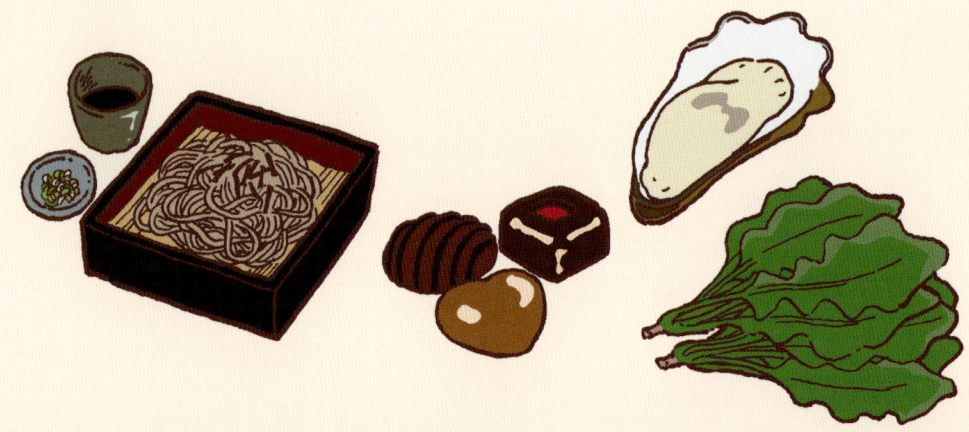

食品にも金属は含まれます

　金属アレルギーがある人が気を付けなければならないのは，歯科用金属や装飾品だけでなく食品や嗜好品に含まれる金属にも注意しなければなりません．ごく微量ではありますがその金属が症状を悪化させる一因にもなります．

　豆類，穀類やタバコなどはもちろんですが，缶製品にも注意が必要です．

　とはいえ人のからだには欠かせない金属もあり，欠乏することで体に悪影響を及ぼすことがあります．食事制限を行うにしても自分で勝手に判断せずに，必ず医師の指導のもとで行ってください．

金属を多く含む主な食品

	ニッケル	コバルト	クロム	亜鉛	銅
豆腐	すべて		―	すべて	
穀類	玄米, 蕎麦 オートミール	―	―	玄米, 小麦	―
野菜	ほうれん草, レタス かぼちゃ, キャベツ	―	じゃがいも 玉ねぎ	―	―
海草	すべて	―	―	海苔	―
肉類	―	肝臓	―	肝臓, 牛肉	肝臓
魚介類	カキ, 鮭, ニシン	ホタテ貝	―	カキ, カニ, タコ	カキ, シャコ
飲み物	紅茶, ココア ワイン	紅茶, ココア ビール, コーヒー茶	紅茶, ココア	日本茶	紅茶, 日本茶
菓子	チョコレート				
嗜好品	タバコ	―			

足立厚子ら；全身型金属アレルギーより惹起される汗疱状湿疹に対する金属除去療法／金属制限食および歯科金属除去について；臨床皮膚科 58 (5)：107-112, 2004. より改変

COLUMN

亜鉛が欠乏すると味覚に異常が…

　病院や，歯科医院には「味がわからなくなった」，「舌がヒリヒリする」などの症状を主訴に来院される方がいらっしゃいます．このような方に血液検査を行うと亜鉛の数値が低下していることがあります．また鉄分が低下すれば鉄欠乏性貧血を起こすこともあります．したがって食物含有金属を安易に避けるわけにはいかないので，必ず医師に相談してください．

参考解説①

金属アレルギーの症状

◆ 掌蹠膿疱症
　手のひらや足のうらにブツブツとした水疱ができたり，かさぶたのようなものができたりする．

重症の例

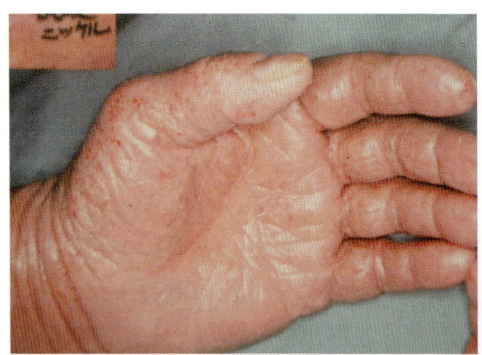
手掌に水疱と腫脹を認める

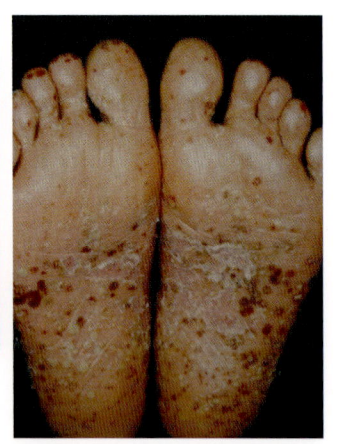
足蹠は水疱と痂皮が認められる

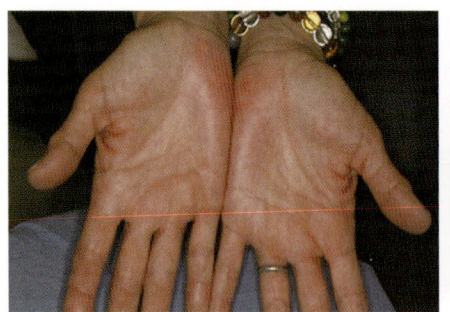
手掌に水疱を形成している

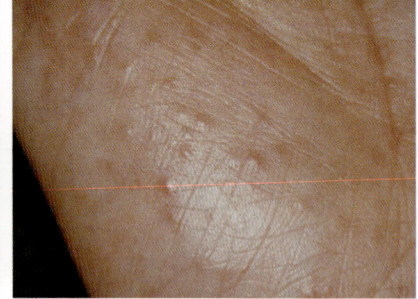
拡大したところ

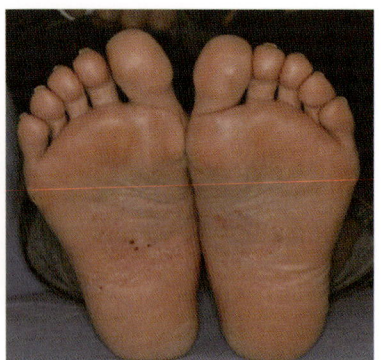
足蹠に水疱と痂皮を認める

治癒経過

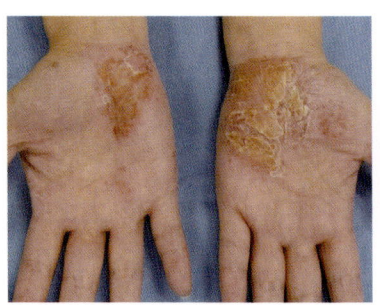
初　診

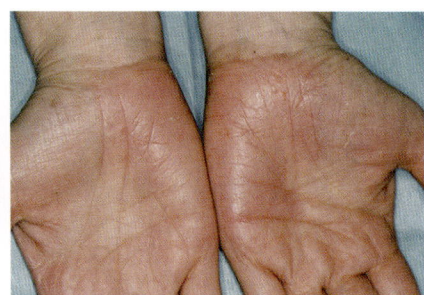
口腔内の金属撤去1年5カ月後

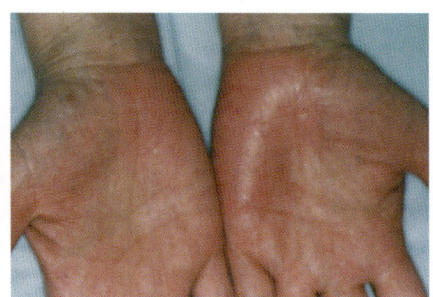
2年6カ月後

参考解説②

口腔に発症する免疫性疾患

アレルギーが関与するとされる代表的な疾患を挙げる．

◆扁平苔癬
　頬粘膜に好発する白色の線状・レース状・網目状の病変．発生にはアレルギーが深く関与していると考えられており，上皮の角化，びらん，潰瘍などの症状を伴う．前がん病変でもあり，まれにがん化することもあるため，特に注意が必要である．

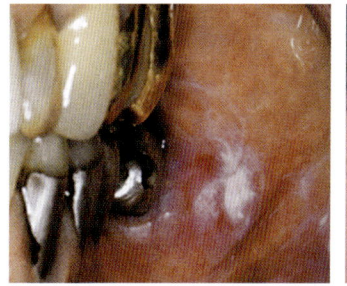 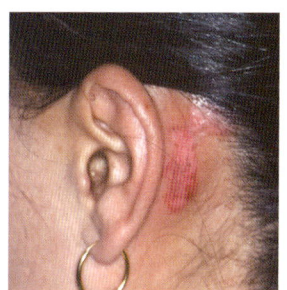

◆天疱瘡，類天疱瘡
　表皮細胞間物質に対する，自己免疫疾患の１つ．歯肉が帯状に発赤し，広範囲にわたる水疱性変化や，臼歯部歯肉の潰瘍などが見られることがある．

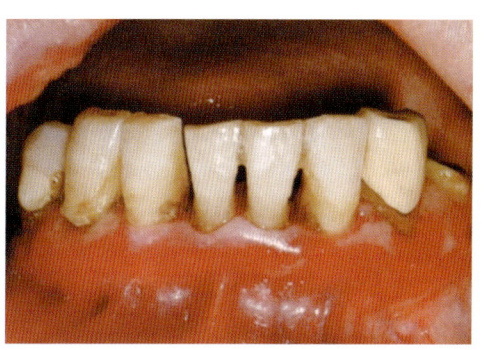

◆エリテマトーデス，円板状エリテマトーデス
　細胞構成成分に対する自己抗体が産生される，自己免疫性結合組織疾患．口唇にびらんを生じたり，歯肉や喉に潰瘍を生じることがある．

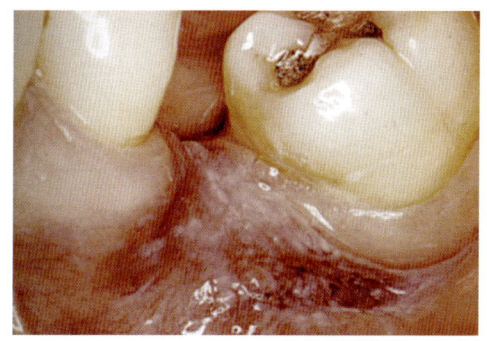

◆シェーグレン症候群
　主に中年女性に好発する自己免疫疾患．特に唾液腺に影響を及ぼすため，口腔粘膜の乾燥や発赤，口角炎，舌の亀裂などが生じる．

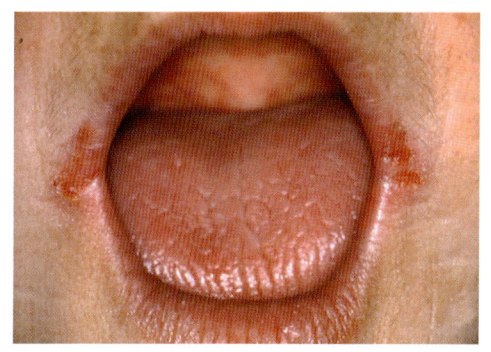

◆血管浮腫
　瞼や口唇に突然生じる腫脹．原因ははっきりしていないが，日光，寒冷，運動，疲労，ストレス，食物，薬剤などによる影響が考えられる．

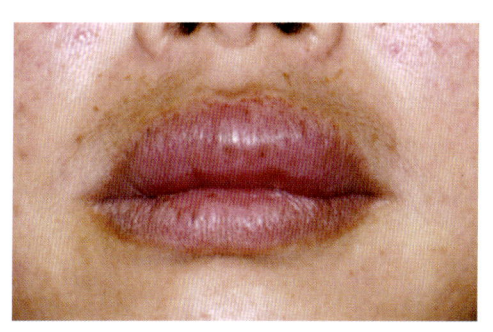

参考解説③

金属アレルギーの検査

◎主な検査

金属アレルギーの検査には以下のものがあり，これらを組み合わせて診断材料とする．

- **パッチテスト**：アレルギーの疑いのある試薬を肌につけて反応をみる
- **口腔内検査**：視診やレントゲンにより，口腔内と歯の状態や金属があるかどうかチェックする
- **歯科金属検査**：詰め物やかぶせ物が変色している場合などに金属の帯電試験や漏出度を測定する
- **毛髪検査**：毛髪を0.2g採取し，頭髪に蓄積されている有害金属レベルを測定する
- **リンパ球刺激試験**：血液中のリンパ球に，原因と思われる金属を反応させ過敏性を確認する
- **金属含有レベル検査**：血液中に含まれる有害金属の含有レベルを調べる
- **唾液検査**：唾液の分泌量やpHなど性質を測定する
- **生活環境アレルギー検査**：アレルゲンすべてを対象にした検査

◎パッチテストの方法

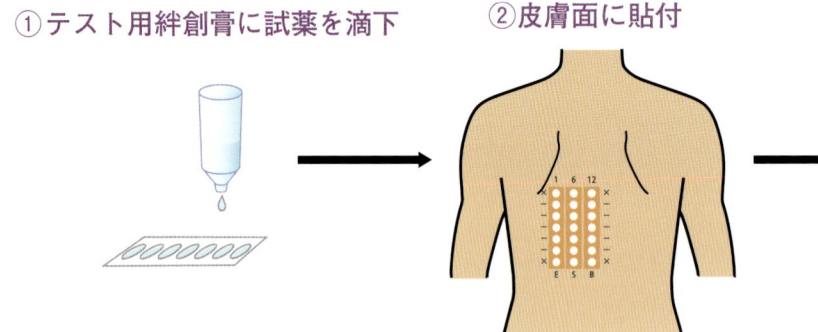

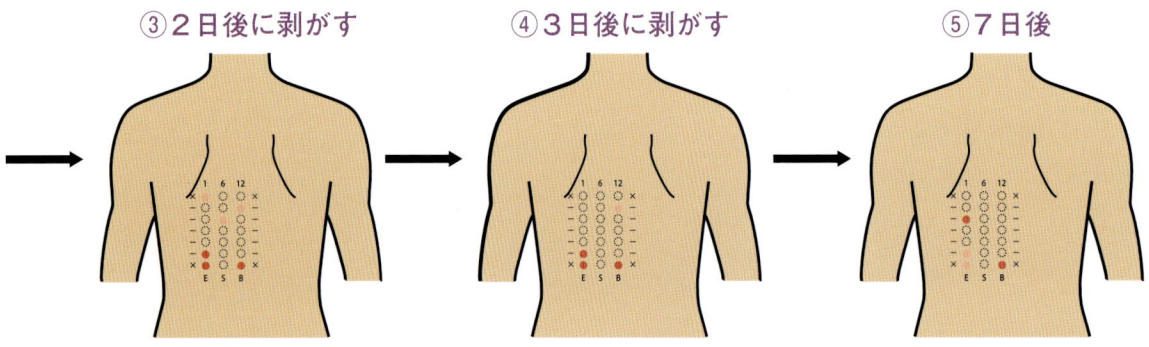

①パッチテスト用絆創膏に番号を記入．白色カバーを剥がしてパットに試薬を滴下，または塗布する．
②皮膚に貼付後，残存する白色カバーを剥がす．印字（番号，記号）してフィルムを剥がし，皮膚に密着させる（必要に応じガーゼで覆う）．
③貼付2日間後（48時間後），パッチテスト用絆創膏を剥がし，その30〜60分後に判定基準

に従って判定を行い，判定用紙に記入する．判定後，試薬貼付部位がわかるように印をつけ，ガーゼで覆う．この日のパッチテスト用絆創膏除去後からは，入浴は可能となる．

④貼付3日後（72時間後），貼付部位のガーゼを剥がして判定を行い，判定用紙に記入する．判定後，試薬貼付部位がわかるように再度印をつけ，ガーゼで覆う．

⑤貼付7日後（168時間後），貼付部位のガーゼを剥がして判定を行い，判定用紙に記入する．7日目は遅発反応を見る目的で行う．

◎パッチテスト中の注意点

- 汗をかく激しい運動は禁止
- テープを貼った後2日間は入浴禁止
- パッチテスト期間中はアレルギー反応を抑える薬〔ステロイド，鎮痛薬（NSAIDs），抗アレルギー薬など〕の服用を中止する

◎パッチテストの副作用

- 一時的にアレルギー症状が悪化する可能性がある
- 試薬を貼ることにより新たな感作を生じる可能性がある
- 皮膚症状が強く広範囲に出ているときはパッチテストが行えない場合がある

パッチテストで調べられる歯科用金属とレジン（樹脂）（日本歯科大学附属病院）

金属系
- 金（塩化金酸）
- 銅（硫酸銅）
- 鉄（塩化第二鉄）
- 水銀（塩化第二水銀）
- 白金（塩化白金酸）
- スズ（塩化第二スズ）
- クロム（重クロム酸カリウム）
- コバルト（塩化コバルト）
- ニッケル（硫酸ニッケル）
- アルミニウム（塩化アルミニウム）
- インジウム（三塩化イリジウム）
- パラジウム（塩化パラジウム）
- イリジウム（四塩化イリジウム）
- クロム（硫酸クロム）
- 銀（臭化銀）
- 亜鉛（塩化亜鉛）
- マンガン（塩化マンガン）
- チタン（三酸化チタン）
- チタン（四酸化チタン）
- アンチモン（三塩化アンチモン）
- ジルコニウム（四酸化ジルコニウム）
- モリブテン（モリブテン酸アンチモン）
- バナジウム（五酸化バナジウム）

レジン系
- ユニファスト液
- プロビナイス液
- パラプレス液
- アクロン液
- 硬質レジン（ソリデックス）
- ハイブリッドレジン（セラマージュ）
- ハイブリッドレジン（エステニア）
- CRインレー
- ユニフィルコアEM
- フジルーティング（HEMA含有）
- SAルーティング（HEMAフリー）
- ハイボンドテンポラリーセメント

参考解説④

メタルフリー治療について

「メタルフリー 歯科治療」とは

　メタルフリー歯科治療の目的は大きく分けると次の3つになる．

1. 金属アレルギーの治療としてのもので，原因となっている口腔内の金属物質を除去し，金属を用いずに修復・補綴を行う．
2. 現在，金属アレルギーはないが，金属アレルギーを予防するために，金属を用いずに修復・補綴を行う．
3. 審美性を重視して，自然の歯に近い色つやのあるセラミックスなどで修復・補綴を行う．

　メタルフリー治療のほとんどの材料が健康保険治療の適用外であることが多い．特に，セラミック材料による充填物や歯冠修復を希望する場合には，高額になることが多いので，事前に主治医と十分ご相談されることが最善である．

◎メタルフリー修復とは

　歯科治療において金属を全く用いない修復法をいう．メタルフリーの代名詞であるセラミックスを用いた治療は，主にジルコニアや陶材，ハイブリッドセラミックスを用いて，インレー，クラウン，ブリッジなどの修復・補綴治療を行うものを指す．

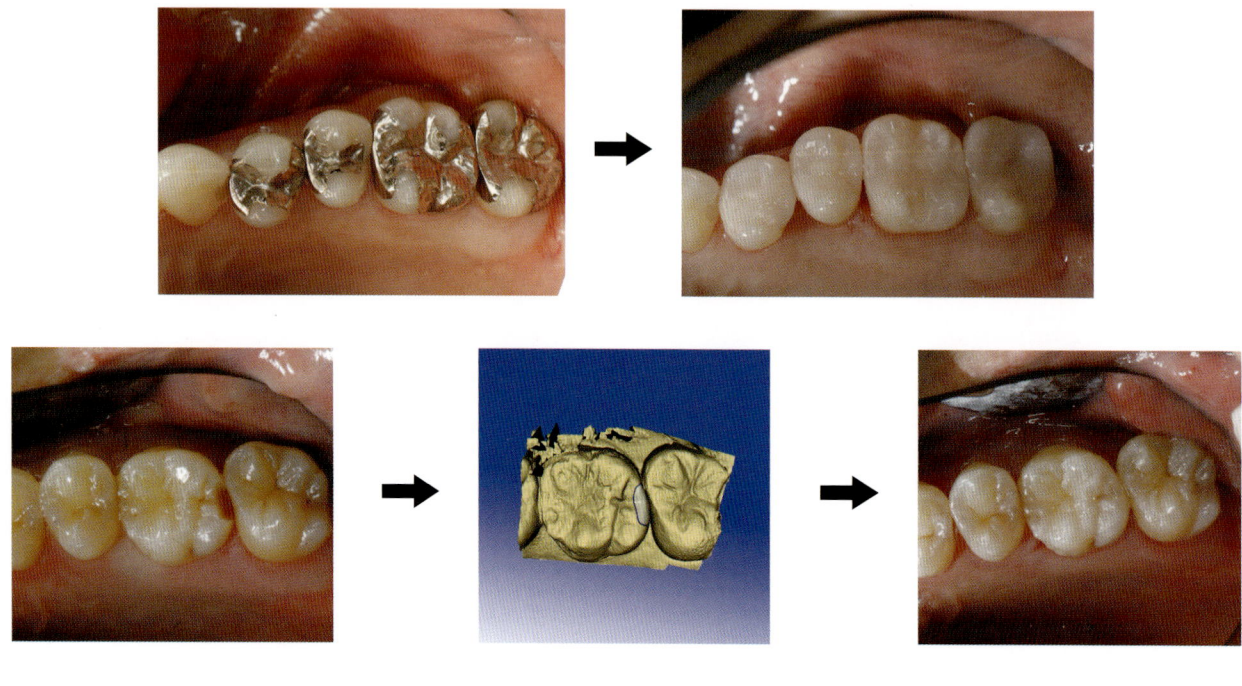

また，グラスファイバー（線維）とレジンを用いたファイバーポストレジンコアの支台築造（土台の部分）によりメタルフリーが可能となった．これは重要なことであり，表面だけメタルフリーにしても支台築造（土台）が金属では意味がないからである．

　部分床義歯は従来金属製のクラスプ（義歯を維持するために歯に引っ掛けるバネ；鉤）を用いていたが，最近ではこれを用いないノンクラスプデンチャー（p.26参照）が登場した．この材料として薬事認可を受けているものにはポリアミド系樹脂，ポリカーボネート系樹脂，ポリエステル系樹脂，アクリル系樹脂などがある．

　これらのメタルフリー材料は審美的に優れているという利点から，応用が広がっている．

◎ジルコニアとは

　最近，セラミックスの中でもジルコニアは非常に硬度が高く，安定していることからメタルフリー材料として注目されている．

　ジルコニア（酸化ジルコニウム ZrO_2）は，スペースシャトルの外壁に用いられた耐熱タイルの材料として注目されたが，身近なものとしては，硬くて変色もしにくいことから，セラミックスの包丁や鋏の材料としても使われている．

　ジルコニアは化学的に安定した金属酸化物であり，生体親和性に優れている材料なので，医療用では人工股関節に用いられ，歯科用でも金属に代わる材料として期待されている．

◎メタルフリー修復は接着剤にも注意を

　歯科治療で用いる材料によるアレルギーの原因は金属がすべてではなく，メタルフリー治療で用いられる接着剤でもアレルギーが起こることがある．

　レジン修復に用いる接着剤であるレジンモノマーは刺激性の強い材料でもあるので，アレルギー反応だけではなく一次刺激性皮膚炎（非アレルギー性接触皮膚炎：刺激性の物質が皮膚に直接障害を与えて起こる皮膚炎）を起こすことがある．暫間被覆冠（プラスチックの仮り歯）を直接口の中で作る場合などで，これら刺激性の高い材料を用いる際には細心の注意が必要である．

◎よく相談することが一番

　これまでにアレルギーの経験があった場合，今後の心配を取り除くという意味でメタルフリー治療は効果的ではあるが，「金属は害」という思い込みは，治療の選択肢を狭めることにも繋がる．まずは歯科医師とよく相談し，心配ごとやこれまでの病気などについて正確に伝えることが，アレルギー予防のうえで大切なことであるといえる．

参考解説⑤

金属アレルギーと口腔アレルギー症候群

　金属アレルギーは，金属が原因でアレルギー症状の出ている状態を指すので装飾品に限らず口腔内の金属が原因になることがある．またその原因で口腔内に限らず全身に症状が出ることもある．

　口腔アレルギー症候群とは，口腔粘膜に食物が接触して起こる疾患で金属は関係しない．

　症状としては食物，特に果物を食べると口の中やのどが，かゆくなったり，ヒリヒリしたり，口の中の粘膜や口唇が腫れたりする．口腔の粘膜だけでなく，じんましんが出たり，目や鼻の花粉様の症状や，吐き気，腹痛や下痢，気管支喘息の発作が起きることがある．重症の場合はアナフィラキシー（急性ショック症状を起こす過敏反応）を起こし，救急車で運ばれるような事態をまねくこともある．

　果物や野菜に含まれるアレルゲンは花粉と共通のアレルゲン（交差抗原性）であるため花粉症にかかっている人に多く発症する傾向がある．

　花粉の種類と共通するアレルゲンを持つ果物・野菜の主なものを挙げておく．

- スギ，ヒノキ ⇔ トマト
- ブタクサ ⇔ メロン，スイカ，キウリ，バナナ
- ブナ，カバノキ ⇔ リンゴ，ナシ，モモ，さくらんぼ，イチゴ，ビワ，キウイ，セロリ，ナッツ類
- イネ科，マグサ ⇔ メロン，スイカ，オレンジ，バナナ，セロリ
- キク，ヨモギ ⇔ セロリ，ニンジン，リンゴ，キウイ

　また，"フルーツ・ラテックス症候群"と呼ばれるものがある．これは，天然ゴム（ラテックス）にアレルギーのある人が，共通のアレルゲンがある食物を摂取したときに発症するとされている．

- ゴム ⇔ バナナ，キウイ，クリ，アボガド，クルミ，トマト，グレープフルーツ，メロン，ジャガイモ，イチジク，ピーナッツ

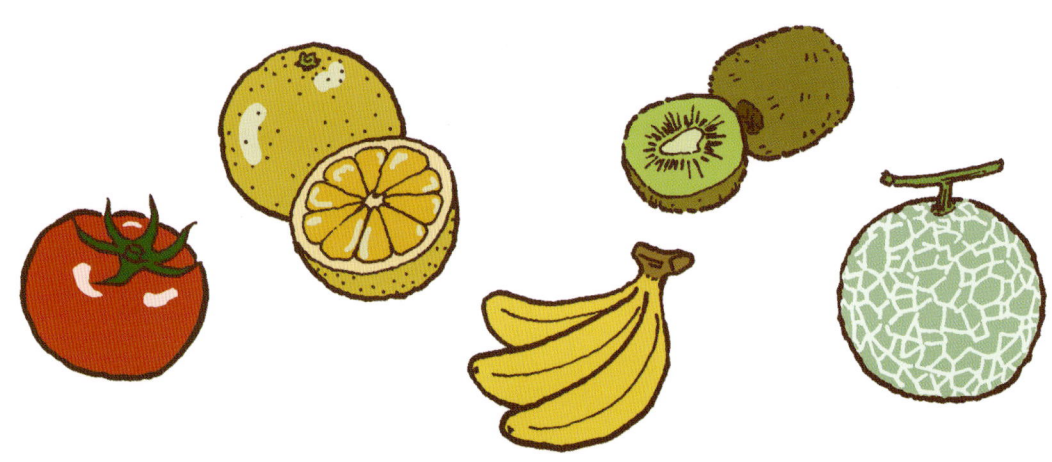

参考解説⑥

毒素とアレルゲンの違い

　最近，アンチエイジングやデトックスという言葉をよく耳にする．またこれらがアレルギーと同様に扱われることもある．あながち間違いとは言い切れないが，用語として捉えると本質は若干異なる．

　アレルギーとは特定の外来の異物（抗原：アレルゲン）に対して過剰に免疫反応が起こることをいう．免疫反応自体は，抗原を排除するために働く生理機能であり，生体にとって不可欠なものである．しかしアレルギーでは，この外部からの抗原は，通常は無害なものが多く，本来必要のない免疫応答が起こっているといえる．

　デトックスとは体内に溜まった毒物を排出させることで，語源は「解毒（detoxification）」からきている．すなわち体内から毒素や老廃物を取り除くことをいう．

　毒素とは生体内で産生される有毒物質なのでアレルゲンとは自ずと意味合いが異なる．しかしデトックスの治療法には蓄積された有害物質を排出するために食生活の改善・絶食，薬剤・サプリメント摂取，マッサージ，キレーション療法，鍼灸などがあり，これによりアレルギー症状が改善することもある．

　科学的根拠が不明なことが多いので，今後さらに解明されることを期待したい．

　アンチエイジングは積極的予防医学の一種で，老化を防ぐために行う行為の総称を指すのでアレルギー治療とは根本的に異なる．

参考解説⑦

アレルギー疾患の遺伝子（ゲノム）解析

　現在，世界協同で行われている遺伝子研究の"ゲノムワイド関連解析（Genome-Wide Association Studies：GWAS）"による疾患関連遺伝子について，詳細な情報を入手することが可能になった．

　GWASの報告では，各種疾患や薬剤感受性に関連する遺伝子多型（変異を含む遺伝子の配列の個体差）のほかに，量的形質（身長，BMI，末梢血分画の細胞数，呼吸機能，喫煙習慣など）に相関を持つ遺伝子多型についても解明されつつある．

　現在では，GWASにより同定されてきた比較的頻度の高い遺伝子多型に比較して，疾患の発症に大きく寄与すると予想される，アレルギー頻度の低い遺伝子変異（rare Variant）が注目されている．

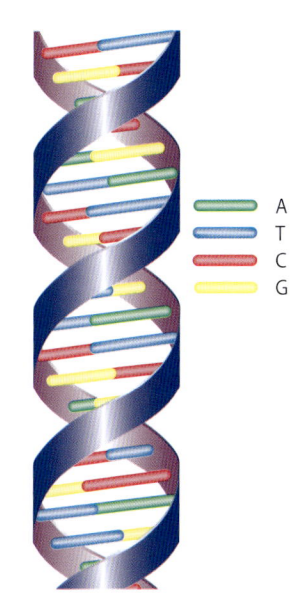

■ 編 者

白川 正順（しらかわ まさより）

略 歴

1972年3月	日本歯科大学歯学部卒業
1972年5月	東京慈恵医科大学歯科学教室 助手
1976年3月	西ドイツヴュルツブルグ大学医学部 留学
1982年6月	東京慈恵医科大学歯科学教室 講師
1982年6月	町田市民病院歯科口腔外科へ出向 部長兼任
1992年12月	東京慈恵会医科大学歯科学教室 助教授
1996年1月	日本歯科大学歯学部口腔外科学教室第1講座 主任教授
2008年4月	日本歯科大学附属病院 口腔外科 教授
2007年4月	同病院 口腔アレルギー科 外来長兼任
2013年6月	日本歯科大学生命歯学部 定年退職
2013年7月	医療法人社団 神州 東京駅前歯科口腔外科 理事長・院長
2014年4月	明海大学歯学部 客員教授（病態診断治療学口腔顎顔面外科学分野）

学会関係（現在）

公益社団法人日本口腔外科学会 名誉会員
非営利特定法人日本口腔科学会 名誉会員
一般社団法人日本有病者歯科学会 監事
日本先進インプラント医療学会 理事長
日本メタルフリー歯科学会 常任理事
その他多数

石垣 佳希（いしがき よしき）

略 歴

1990年3月	日本歯科大学歯学部卒業
1990年4月	日本歯科大学大学院歯学研究科口腔外科学 入学
1994年3月	日本歯科大学大学院歯学研究科修了
1996年9月	日本歯科大学歯学部口腔外科学教室 第1講座 助手
2000年4月	日本歯科大学歯学部口腔外科学教室 第1講座 講師
2008年4月	日本歯科大学附属病院 准教授
2014年4月	同病院 口腔アレルギー外来 外来長

学会関係（現在）

一般社団法人日本有病者歯科医療学会 理事
日本先進インプラント医療学会 理事
日本顎顔面インプラント学会運営審議委員（代議員）
World Congress for Oral Implantology日本部会 評議員
公益社団法人日本口腔外科学会 代議員

金属アレルギーとメタルフリー治療 Q&A

発　行　平成26年9月30日　第1版第1刷
編　集　白川正順　石垣佳希
Ⓒ IGAKU JOHO-SHA Ltd., 2014. Printed in Japan
発行者　若松明文
発行所　医学情報社
〒113-0033 東京都文京区本郷1-4-6-303
TEL 03-5684-6811　FAX 03-5684-6812
URL http://www.dentaltoday.co.jp
印刷　株式会社シナノ
落丁・乱丁本はお取り替えいたします
禁無断転載・複写　ISBN978-4-903553-52-8

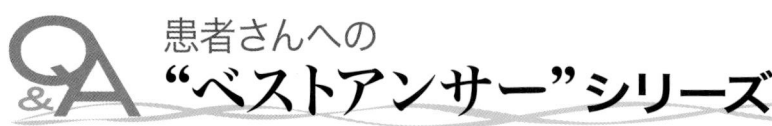
患者さんへの"ベストアンサー"シリーズ

指しゃぶり，おしゃぶり Q&A
— 発育に合わせた対応を考えよう

井上美津子（昭和大学教授）著

A4判　46頁　カラー
定価：本体3,000円＋税　〒400円

目次
- どうして子どもは指しゃぶりをするの？
- 指しゃぶりを叱るのはよくないの？
- 3歳児の指しゃぶりで困っています
- 5歳児ですが，まだ指しゃぶりをしています……
- おしゃぶりを与えれば，指しゃぶりは治る？　他

口腔がん，口腔がん検診 Q&A
— かかりつけの歯医者さんにみてもらいましょう

山本浩嗣（日本大学松戸歯学部教授）著
久山佳代（日本大学松戸歯学部准教授）著

A4判　40頁　カラー
定価：本体3,000円＋税　〒400円

目次
- 口腔がんが増えているというのは本当ですか？
- 口腔がんにはどんな種類がありますか？
- 口腔がんのできる原因は？
- 口腔がん予防にはどのようなことをすればよいでしょうか？
- 口腔がんの治る率は高いですか？　他

息さわやかに Q&A
— 口臭予防の基礎知識

川口陽子（東京医科歯科大学教授）編著

A4判　46頁　カラー
定価：本体3,000円＋税　〒400円

目次
- 自分ではわからないのですが，家族には「口臭がある」といわれます
- 自分の口臭を，家で測定できる器械はありますか？
- 口のにおいは，どうしてでるのですか？
- 歯周病が進むと，だれでも口臭がきつくなりますか？
- 舌についた白い汚れは，口臭の原因になりますか？　他

歯周病と全身の健康 Q&A
— いろいろな病気に関わる歯周病の予防と治療を！

和泉雄一（東京医科歯科大学教授）編著

A4判　42頁　カラー
定価：本体3,000円＋税　〒400円

目次
- 歯周病は他の臓器にも影響を与えるのですか？
- 歯周病の人は，心臓や血管の病気にもかかりやすいのですか？
- 糖尿病と歯周病は，関わりがあるのですか？
- 肥満になると歯周病が進行しやすいのですか？
- 歯周病が，妊産婦と胎児に影響を与えるというのは本当ですか？他